认知行为疗法

理论与实践

杨发辉　齐乐◎著

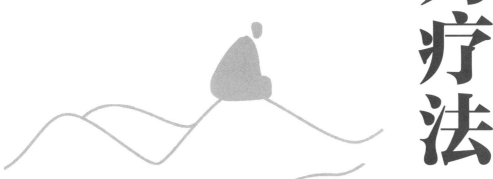

重庆出版集团 重庆出版社

图书在版编目（CIP）数据

认知行为疗法：理论与实践 / 杨发辉，齐乐著.
重庆 ：重庆出版社，2024. 11. -- ISBN 978-7-229
-19236-5

Ⅰ．R749.055

中国国家版本馆CIP数据核字第2024V9U267号

认知行为疗法：理论与实践

RENZHI XINGWEI LIAOFA：LILUN YU SHIJIAN

杨发辉　齐　乐　著

责任编辑：王子衿
责任校对：杨　媚
封面设计：张合涛
装帧设计：百虫广告

 重庆出版集团
　　　　　重庆出版社 出版

重庆市南岸区南滨路162号1幢　邮编：400061　http://www.cqph.com
重庆豪森印务有限公司印刷
重庆出版集团图书发行有限公司发行
邮购电话：023-61520417
全国新华书店经销

开本：787mm×1092mm　1/16　印张：11.25　字数：213千
2025年1月第1版　2025年1月第1次印刷
ISBN 978-7-229-19236-5

定价：62.50元

如有印装质量问题，请向本集团图书发行有限公司调换：023-61520417

版权所有　侵权必究

内容提要

　　本丛书囊括了作者丰富的临床治疗、教学与督导经验，以及近二十年来认知行为疗法的研究进展，尤其是对认知行为疗法中国化的思考。目的是增强读者在学习和应用认知行为疗法时的理论素养和实务工作能力。内容侧重于心理咨询师的职业素养，一方面，详细讲解了认知行为疗法心理咨询中的概念化、结构化、认知评估和干预策略，教导读者从认知行为疗法的角度分析来访者的心理问题；另一方面，强调实务操作，深入讲解了自动思维阶段、中间信念阶段和核心信念阶段等各种认知行为疗法的技术应用。此外，鉴于恰当处理与来访者之间的矛盾和冲突是心理咨询师成长必须经历的，本书还安排了咨询设置和咨询关系方面的内容供读者参考阅读。

　　希望本书能帮助各位心理咨询师、认知行为疗法的初学者和爱好者了解、理解、掌握认知行为疗法技术，并应用到工作与生活中。

推荐序1

在世界范围内，心理治疗的主要方式是认知行为疗法。这种疗法非常灵活，并广泛适用于不同文化背景和临床问题的人群，其优势并不难理解。包括中国在内的许多国家的研究证据一致表明，在通常情况下，认知行为疗法对解决来访者面临的问题十分有效。虽然在有些情况下，这种疗法的形式被认为比较简单，但事实上，认知行为治疗模型在理论和各种临床实践的干预中却是非常丰富的。

本丛书的作者杨发辉博士在认知行为疗法这一领域接受过极为专业的训练，并获得了国际认证的培训督导资格。我个人曾有机会与他共事多年，我相信这本书展现了他对认知行为治疗的深刻理解。因此，我向任何有兴趣了解，或希望能了解更多关于认知行为疗法领域的人推荐这本书。

Keith S.Dobson，Ph.D.

加拿大卡尔加里大学临床心理学教授

世界认知行为治疗联合会主席（2019-2023年）

Cognitive–behavioral therapy is the dominant form of psychotherapy globally. The reasons for this dominance are not hard to understand, as the approach is extremely flexible, and can be adapted to a wide range of cultures and clinical problems. Further, consistent research evidence from many parts of the world including China show that the cognitive and behavioral therapy is often effective with the presenting problems that clients bring into therapy. Third, although the approach has been sometimes viewed sometimes in a simplistic fashion, in fact the model is rich in terms of theory and the wide variety of associated interventions.

The author. Dr. Yang Fahui is extremely well trained in cognitive and behavioral therapy and is internationally credentialed to undertake training and practice. I have had the personal opportunity to work with him over many years, and I believe that this work reveals his deep understanding of the approach of cognitive and behavioral therapy. As such, I recommend this volume to anyone who is interested in learning about, or learning more about the field of cognitive and behavioral therapy.

Keith S. Dobson, Ph.D.

Professor of Clinical Psychology

University of Calgary, Canada

President, World Confederation of Cognitive and Behavioural Therapies (2019– 2023)

推荐序2

本丛书系统介绍了认知行为疗法相关理论和技术。作者结合自身丰富的临床实务与督导经验，深入解析如何在实际案例中运用认知行为疗法进行工作，并对认知行为疗法与中国文化相结合提出了独到见解。特向大家推荐。

王建平

北京师范大学心理学部二级教授、博士生导师

临床与咨询心理学院副院长

前　言

本丛书是根据中国心理咨询师的特点和国际认知行为疗法培训与研究的实际，提炼和总结的一套关于认知行为疗法的专业书籍。丛书现有两本：《认知行为疗法：理论与实践》和《认知行为疗法：实务与督导》。

本丛书有以下几个特点：首先，用通俗易懂的文字将认知行为疗法的理论进行了深入浅出的阐述；其次，注重临床实践的操作，部分章节中设有案例演示或督导，旨在让读者能充分感受到认知行为疗法的魅力；再次，与中国文化的结合，认知行为疗法是西方科学循证心理治疗研究下的产物，如何和中华优秀传统文化结合，符合中国人的认知与行为特点，笔者在本套丛书里提出了自己的一些思考，供读者参考。

由于时间仓促和自身水平有限，本书有诸多不足之处，敬请批评指正。

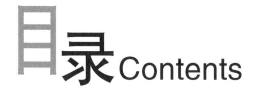目录 Contents

内容提要 ………………………………………………… 1

推荐序1 …………………………………………………… 1

推荐序2 …………………………………………………… 1

前　言 …………………………………………………… 1

第一章

认知行为疗法概述 …………………………………… 1

　　第一节　认知行为疗法起源与发展 / 2

　　第二节　认知行为疗法理论基础 / 6

　　第三节　认知行为疗法应用中的注意事项 / 13

第二章

认知行为疗法中国化 ………………………………… 17

　　第一节　文化影响认知与行为模式 / 17

　　第二节　认知行为疗法在中国的起源和发展 / 21

　　第三节　认知行为治疗中国化 / 24

第三章

认知理论概述 ···29

第一节 认知理论之信息加工模型 / 29

第二节 信念形成因素 / 31

第三节 评估信念的五个维度 / 33

第四节 常见思维歪曲 / 35

第四章

自动思维 ···37

第一节 自动思维基本理论 / 37

第二节 自动思维生物学解释 / 43

第三节 如何引出自动思维案例示范与解析 / 46

第四节 记录自动思维 / 57

第五节 自动思维的调整与评价 / 58

第六节 引出自动思维案例督导 / 60

第五章

中间信念 ···64

第一节 中间信念的界定和特征 / 64

第二节 中间信念的运作机制 / 65

第三节 中间信念的识别 / 69

第四节 引出中间信念案例解析 / 72

第六章

核心信念 ···80

第一节 核心信念概述 / 80

第二节 核心信念识别与调整 / 85

第三节 引出核心信念案例解析 / 91

第七章

情绪理论 ···95

第一节 情绪理论概述 / 95

第二节 情绪的生物学基础 / 98

第三节 认知行为治疗中的情绪聚焦 / 102

第八章

行为理论 ···106

第一节 行为的基本理论 / 106

第二节 行为的生物学基础 / 112

第三节 常见行为干预技术 / 114

第九章

个案概念化 ···117

第一节 个案概念化概述 / 117

第二节 认知行为治疗之个案概念化 / 122

第三节　个案概念化的实操及问答 / 124

第十章

结构化 …………………………………………………………137

第一节　结构化概述 / 137

第二节　结构化要点 / 140

第三节　结构化过程中的注意事项 / 143

第四节　小结 / 145

第五节　结构化案例实践与解析 / 147

第十一章

认知行为疗法心理师的成长 ………………………………………153

第一节　心理咨询师成长通用模型 / 153

第二节　心理咨询师成长静态模型 / 154

第三节　心理咨询师成长循环模型 / 156

第四节　如何学习认知行为治疗 / 160

第五节　认知行为疗法心理师成长之路 / 163

后　记 ………………………………………………………166

第一章　认知行为疗法概述

认知行为疗法是什么？是一门科学、一门艺术，也是一门哲学。

认知行为疗法是一门科学。认知行为疗法是心理咨询与治疗流派里循证心理治疗的典范，主要用来治疗各种常见的心理障碍，如抑郁障碍、焦虑抑郁、强迫障碍等。认知行为疗法基于各种大量的实证研究，建立了心理病理学模型来指导治疗的进行，并对治疗的疗效进行多种对照研究。治疗过程中，不管是思维、情绪还是行为的改变，均有相应的评估工具进行记录以及测量。近几年，随着研究的持续深入，认知行为疗法专家通过脑电、脑成像等设备为认知行为疗法的机制和有效性提供了新的科学依据。此外，认知行为疗法解决了有些心理咨询与治疗流派一个颇被诟病的局限性问题，即无法量化和重复研究。短短几十年，认知行为疗法的发展如同星火燎原一般迅速而猛烈，并成为了国际临床与咨询心理学领域的第一大流派。

认知行为疗法是一门艺术。如果说认知行为治疗过程是一段双人舞，那么治疗的设置与空间就是一个舞台。当来访者在讲述困惑的时候，咨询师会通过倾听、共情等方式予以回应。学习认知行为疗法的过程和学艺术的过程是相似的，都是先学习基本的理论与技术，再在督导的监督指导下，反复地练习与实践，达到熟练的程度。再不断地练习与实践，达到"熟能生巧"的地步，这个"巧"，就是艺术。再经过多年的成长与领悟，融会贯通，这个"通"就是另外一个层次的艺术。因此，认知行为治疗的过程不是死搬硬套，而是动态灵活。挑战在于如何将认知行为疗法相对固定的框架体系动态灵活地运用到不同的个案上。这门"艺术"或许人人都能欣赏，但实属易学难精，要掌握好需名师指导，学习者苦学细研，方能体会。

认知行为疗法是一门哲学。哲学是什么？哲学是理论化、系统化的世界观，尽管认知行为疗法起源于西方，但在中国的哲学体系里经常找到能相互印证的方面。如孔子的仁义礼智信、老庄的无为而为、王阳明的知行合一、禅宗的空性等哲学思想，都在影响并改变着我们认识事物的方式。我们在开展认知行为治疗的过程中，这些哲学思想会自然而然地显现。给来访者进行深度咨询时，关于"我是谁""我是什么"等一系列人类存在的哲学类思考会涌现出来，让来访者在讨论中找到属于自己的答案，并形成独有的生命意义与人生哲学，甚至会达到中国哲学里的知行合一、内外合一以及天人合一的境界。

第一节　认知行为疗法起源与发展

第二次世界大战之后，世界心理学的中心由德国迁向美国[①]，西格蒙德·弗洛伊德（Sigmund Freud）等人创立的精神分析理论，在经历50年左右的主导地位后，迎来了"行为主义"的挑战[②]。

以约翰·华生（John Broadus Watson）为代表的一大批研究者创立了行为主义心理学[③]。为追求科学性和实操性，他们通过大量的动物实验与实证性研究来促进了心理学与教育学的发展。虽然行为主义心理学通过严谨的

[①]叶浩生主编：《心理学史（第二版）》，北京：高等教育出版社，2011年。

[②]Sigmund Freud, "The Interpretation of Dreams," *Science Education Article Collects*, 2011, Vol. 28（1）：pp. 226–228.

[③]John Broadus Watson, "Psychology as The Behaviorist Views It," *Psycho log ical Review*, 1913, Vol. 20（2）：pp. 158–177.

科学态度让心理学研究在方法和工具的使用上更上一层楼，但是他们把动物实验的结果直接推论到人类个体身上，忽视了人的主观能动性和人与动物之间的差异，也忽视了动物权利和伦理问题，引起了一些人的关注和批评。

此后，以卡尔·罗杰斯（Carl Ransom Rogers）为代表的研究者在对比精神分析流派注重无意识和性本能以及行为主义忽视人性自由意识和人的价值的基础上，提出了人本主义，也被称为是心理学中的"第三势力"——提倡人应该对自己的行为负责，促进心理学从自然主义到人文主义的转化[1]。同时，以亚伦·贝克（Aaron T. Beck）为代表的认知治疗通过研究抑郁症的认知特点及改善方式也得到了较大的发展[2]。

20世纪50年代中期，实证研究广泛应用于各个学科领域。美国心理咨询与治疗的相关从业人员开始考虑量化这一过程，但是初期却遭到了大量咨询师的强烈反对。随着美国国民医疗保险体制逐渐推进与完善，要求包括心理治疗在内的各个医学领域使用RCT（随机对照试验）来确保其有效性，以纳入医保体系[3]。这促使了心理咨询与治疗的短程化与规范化。

同阶段，由约瑟夫·沃尔普（Joseph Wolpe）根据行为治疗的理论，发展了"系统脱敏法"，利用经典条件反射和操作条件反射诱导求治者缓慢地暴露在导致神经症焦虑、恐惧的情境，通过心理的放松来对抗这种焦虑情绪，达到消除焦虑和恐惧的目的[4]。行为疗法的大量实践使得心理治疗方法体系得到进一步的完善，但是心理学者发现仅仅使用某个单一的流派理论去进行心理咨询与治疗效果并不理想。

---

[1] Carl Ransom Rogers, *Client Centered Therapy*, London：Robinson Publishing, 2012.

[2] Aaron T. Beck, *Cognitive Therapy and the Emotional Disorders*, New York：Penguin Publishing Group, 1976.

[3] E. B. Laura et al., "Assessing The Gold Standard–Lessons from the History of RCTs," *The New England Journal of Medicine*, 2016, Vol. 374（22）：pp.2175–2181.

[4] Joseph Wolpe, *Psychotherapy by Reciprocal Inhibition*, Stanford：Stanford University Press, 1958.

20世纪50年代后，阿尔伯特·艾利斯（Albert Ellis）提出了理性情绪疗法（Rational-Emotive Therapy，简称RET）[①]。理性情绪疗法的治疗整体模型是"ABCDE"，是在阿尔伯特·艾利斯的"ABC理论"基础上建立的。理性情绪疗法的理论认为，人们的情绪是由人的思维、人的信念所引起的，而不合理的信念使人们陷入情绪障碍之中，不合理信念的三个特征：绝对化要求、过分概括化和糟糕至极。

作为认知行为疗法的一种，阿尔伯特·艾利斯的理性情绪疗法为其播下一颗充满生命力的种子。在20世纪60年代，亚伦·贝克为代表发展出的认知治疗（Cognitive Therapy，后改称为认知行为治疗），是以一种结构化、短程、问题导向为特征的心理治疗方式来治疗抑郁症、焦虑症等心理疾病，其主要着眼点是放在不合理的认知上，通过改变患者对自己、对他人或对未来的看法和态度来改变心理问题[②]。亚伦·贝克也因此被国际心理学界公为是认知行为疗法之父。此后，认知行为疗法因简洁、有效，在全世界传播，相关研究以及更多的技术与在不同心理疾病上的应用如雨后春笋般冒出，认知行为疗法体系逐渐完善并形成完整的体系。

20世纪80年代开始，马莎·莱恩汉（Marsha Linehan）[③]、斯蒂文·海耶斯（Steven Hayes）[④]和马克·威廉姆斯（Mark Williams）[⑤]等专家将正念引入到认知行为治疗里，他们分别创立了辩证行为治疗、接纳与承诺疗法

[①]Albert Ellis, *Reason and Emotion in Psychotherapy*, New York: Citadel Press, 1962.

[②]Aaron T. Beck, "Thinking and Depression II: Theory and Therapy," *Archives of General Psychiatry*, 1964, Vol. 10（6）: pp. 561-571.

[③]Marsha Linehan, "Cognitive-behavioral Treatment of Borderline Personality Disorder," *Current Psychiatry Reports*, 1993, Vol. 6（3）: pp. 225-231.

[④]Steven Hayes et al., *Acceptance and Commitment Therapy: An Experiential Approach to Behavior Change*, New York: The Guildford Press, 1999.

[⑤]Mark Williams, *The Mindful Way Through Depression: Freeing Yourself from Chronic Unhappiness*, New York: The Guildford Press, 2007.

和正念认知疗法，这便是认知行为疗法第三浪潮，它超越了传统认知行为疗法的范畴，创造性地运用正念、慈悲、接纳等理念和技术。第三浪潮把古老的东方智慧与现代西方循证研究相结合，给人们带来了全新的视角和启迪。

亚伦·贝克在1958年到1962年间就开始探索认知改变来促进情绪和行为改变。2014年，已经93岁的亚伦·贝克，仍然还完善认知理论，加入了生物因素和社会文化因素[①]。到底是什么原因让认知行为疗法成为引领全球的一个心理咨询与治疗流派？笔者认为，答案有三点（图1-1）。

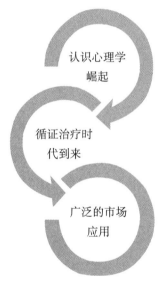

图1-1　认知行为疗法广受欢迎的原因分析

第一是认知心理学的崛起。比如，在北京师范大学有一个认知与学习的国家重点实验室；北京大学把心理学系直接升格为心理与认知科学学院；华东师范大学大设立了心理与认知学院。在认知行为治疗经过了正念这个

① Aaron T. Beck & E. A. Haigh, "Advances in Cognitive Theory and Therapy: The Generic Cognitive Model," *Annual Review of Clinical Psychology*, 2014, Vol. 10: pp. 1-24.

第三浪潮以后，现在慢慢进入第四浪潮，即脑科学和人工智能结合。

第二是现在的心理咨询和治疗已经进入了循证治疗时代。即要有足够的证据，比如发表文章，需要有足够多的证据来支持观点。关于认知的改变、行为的改变、情绪的改变，都是我们能够清晰看到的。

第三是市场应用。主要是指公众需要和医保健保系统的需要。目前，认知行为疗法已经被许多国家纳入医疗保障系统中，是当今心理治疗领域中的主流之一。

第二节　认知行为疗法理论基础

认知行为疗法的理论基础是非常重要的，如果说具体的实践技术是认知行为疗法的操作步骤，那么系统化的概念理论就是认知行为疗法的"蓝图"，只有更深入地去了解一个理论，才能够把它融会贯通。

认知行为疗法概念

亚伦·贝克在1964年提出了认知行为疗法的概念。他认为，认知行为疗法（当时称为认知治疗）是一套结构化的、短程的，着眼于现在的针对抑郁症的心理治疗方法，用于解决当前问题，并且纠正功能不良的（不正确的/没有帮助的）想法和行为。当然这个概念随着很多认知行为疗法的相关研究以及生理科学的进展正不断更新。亚伦·贝克提出了认知行为疗法的基本原理就是认知三角，如图1-2。无论是经典的认知行为疗法还是第三浪潮的认知行为疗法，都是以认知三角作为核心理念发展出来的。在日常生活当中会遇到各种事件，在不同事件下会产生的情绪是最容易被觉察到的。但同时也会产生一些生理反应，例如胸闷、呼吸困难等，从而引起行为上的改变。但是随着认知行为治疗的流派和体系的发展，许多人发现其实在这个过程中，思维和认知在其中起到一个非常重要的中介的作用。①

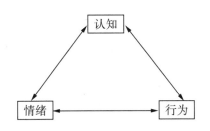

图1-2　认知三角模型

以下两个例子，供读者深入思考：

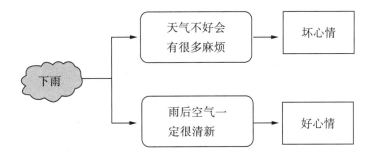

图1-3　积极和消极的认知过程示例图

消极的认知过程：每逢阴天或是雨天，心情就格外低沉。这过程中，有一部分想法是觉得天气不好会导致很多麻烦。比如上班途中，衣服不小心被车门扯烂了，可能会产生愤怒焦躁的情绪，甚至影响到一整天的工作状态。也有可能在衣服被车门扯烂的瞬间发脾气，发生一些不理智的行为，

①Aaron T. Beck, "Thinking and Depression," *Archives of General Psychiatry*, 1963, Vol. 10（6）：p. 561.

例如用脚踢车门。而这些都归因到消极的认知过程当中。

积极的认知过程：喜欢下雨，因为下完雨，空气清新，也许还有彩虹出现，让人心情愉悦。一整天的情绪行为都是积极、开心的，并且会开始期待下一次雨后的清新空气和这种舒服的状态。

通过以上两个例子，我们可以发现人的思维和情绪、生理与行为的模式之间是一个互相作用的模式。在认知行为疗法中，针对思维层面会进行心理健康干预，针对行为层面则会进行行为干预，如问题解决、行为实验、行为激活等；而针对情绪的生理层面可以做一些情绪管理或情绪日志，了解一下究竟是什么样的事件导致出现什么样的情绪，例如放松、呼吸训练等。但是这个模式一般来说会是一个针对此时此地的模式。随着对认知行为原理的研究加深，会发展出一些新的认知模型，如图式治疗、接纳与承诺疗法、辩证行为治疗等。

认知理论新发展

2008年，亚伦·贝克发表了一篇针对认知行为模型的更新文献[1]。在抑郁症的部分发展出一个跨代—基因—经验模型的抑郁症模型。

该模型认为，抑郁症具有遗传易感性，抑郁症患者的大脑杏仁核功能异常，较容易被激活。大脑杏仁核跟情绪相关，主要负责恐惧、悲伤，负面情绪的产生和储存。研究发现，大脑杏仁核与前额叶皮层、顶叶等大脑区域之间存在异常的功能连接。这些连接异常可能导致信息加工过程的错乱，进而导致认知失调的发生。比如，面对前文图1-3发生的事件，有人会一笑了之，有人却会一整天都沉浸在不良情绪当中。认知加工的偏移导致应激事件被放大了，关于应激的一些生理系统也就被激活了，例如下丘

---

① Aaron T. Beck, "The Evolution of The Cognitive Model of Depression and Its Neurobiological Correlates," *American Journal of Psychiatry*, 2008, Vol. 165 (8): pp. 969–977.

脑垂体、肾上腺轴等。由此分泌的神经递质就导致了大脑功能的改变，边缘系统的活动就会超过前额叶的功能，从而由边缘系统来主导前额叶的功能。前额叶是高级的情感中枢，有抑制异常的生理反应和过激的情绪反应的功能。边缘系统是关于记忆和情绪的，边缘系统的活动超过了前额叶的抑制功能，导致应激的事件被进一步放大。患者缺失负性认知再评估功能和自省能力，认知失调，出现抑郁症状，所以他们每天只能看到不开心的事情，在记忆中搜索、输入与内在感觉最符合的信息，任何事情只能看到悲观、消极的那一面。

该模型强调环境对个体身心发展的重要性，包括基因易感性、家庭环境、青少年阶段的认知形成等，这一模型为我们理解个体发展提供了新的视角。遗传因素包括先天遗传的两条较短的血清素基因和比较敏感的压力反应系统，这些基因和生理特征在个体成长过程中可能会影响个体的行为和情绪反应。早期家庭环境对于塑造个体性格和行为具有深远影响，如母亲和父亲带给个体基因易感性以及家庭环境会影响个体的成长等。

若个体在青少年阶段不断地承受压力、面临负性事件，他们的压力反应系统会经常被启动。肾上腺皮质、皮质醇激素等处于较高反应水平，但是情绪调节系统（血清素系统包括5-羟色胺的水平）却是失控的，快感情绪系统（多巴胺系统）启动次数也会变少，从而导致个体容易出现敏感性增高等类似的心理功能特征，这种敏感的情绪反应系统容易让个体产生无助和绝望。病房中很多青少年儿童都有自伤自杀的行为，回溯到他们的家庭环境和遗传因素，大多数情况是与模型相符的。大多数青少年没有独立生存的能力，只能依附于家庭，其中有的青少年会认为自己没有办法逃离一些负面事件，因而从中产生出负面行为。

认知行为疗法主要原则

2013年，亚伦·贝克的女儿朱迪斯·贝克（Judith S. Beck）在《认知治疗：基础与应用》（第二版）中提出认知行为疗法的主要原则（如图1-4）①。

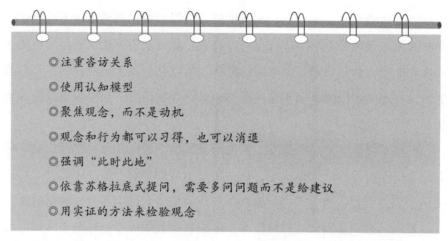

◎注重咨访关系

◎使用认知模型

◎聚焦观念，而不是动机

◎观念和行为都可以习得，也可以消退

◎强调"此时此地"

◎依靠苏格拉底式提问，需要多问问题而不是给建议

◎用实证的方法来检验观念

图1-4　朱迪斯·贝克提出的关于认知行为疗法的主要原则

认知行为疗法已经有非常多的实证支持，目前来说这些证据主要是集中在抑郁症和焦虑障碍谱系等方面疾病的研究与干预，也包括创伤后应激障碍、惊恐障碍、广泛性焦虑障碍、社交恐惧、强迫症等，精神分裂症也已经发展出非常完善的一套治疗，干预对象为儿童——青少年——成人——老年人，十分广泛。

认知行为疗法使用对象的限制范围

首先是认知受损的人群，例如痴呆、记忆障碍、意识障碍、有严重精神病性症状，不能建立治疗关系者等。其次是不愿意接受认知行为疗法的人群。这种情况在临床当中也是常见的，例如有些来访者会指定要做精神分析，或者是做其他流派的疗法等。

---

① ［美］朱迪斯·贝克：《认知疗法：基础与应用（第2版）》，张怡等译，北京：中国轻工业出版社，2013年。

会谈设置

目前，认知行为疗法在临床或者医疗环境当中使用非常广泛。认知行为疗法里包括了许多的技能训练，无论是经典认知行为疗法，辩证行为治疗，还是接纳与承诺疗法，其实都是共享了治疗的框架。在治疗期间，咨询师会与来访者一起制定治疗目标，并确保他们在有限的治疗时间内能够实现这些目标。咨询师会教来访者认知行为疗法的技能，包括如何探索和表达消极情绪、如何挑战不合理信念、如何自我调节、如何有效地解决问题等。咨询师也会在治疗过程中引入苏格拉底式提问、现实检验等方法，鼓励来访者通过探究自己的想法、情绪和行为，来发现和理解自己的问题。咨询师会让来访者尝试在现实生活中应用他们在治疗中学到的技能和方法，以此来验证和巩固他们的学习成果。此外，咨询师还会鼓励来访者进行家庭作业或课后练习，让他们在日常生活中继续学习和实践认知行为疗法的技巧。这有助于来访者在治疗结束后继续巩固和提高他们的治疗效果。

一般情况下，认知行为治疗模式根据服务对象问题的复杂程度安排，治疗的周期通常在6～14次之间，但面对一些复杂的个案可能会进行到20次甚至更多，这样可以更好地解决一些具体的问题。治疗分为常规治疗和巩固治疗，通常在结束了第14次的治疗后，来访者在一个月或者三个月后再进行一次巩固治疗。治疗形式也是非常多样的，包括个体治疗、团体治疗、家庭治疗甚至夫妻治疗等。

认知行为疗法具体治疗思路

首先，咨询师需要通过引导来访者去评估和理解导致其自身出现不良情绪和行为的事件。这些事件可能是过去的经历，也可能是当前生活中的压力和问题。在这里，认知起着中介作用，咨询师可以通过苏格拉底式提问去引导，帮助来访者重建认知，找到新的更符合客观实际的认知模式，以此改善来访者的行为、感受以及情绪。这就是一个具体的治疗思路。

咨询师需要引导来访者找到自己的治疗目标，并增强其治疗动机。评估的主要目的是收集信息，找到来访者的优势和不足。在进行认知行为治疗的过程中，咨询师需要引导来访者熟悉认知行为模式，这样他们可以更加清晰地认识到自己的问题，并进行自我调节和改正。例如在第一、第二次的治疗当中清晰地将认知行为疗法的原理教给来访者，让他们可以在日常生活中去识别自己的认知行为模式。在心理治疗的早期阶段，咨询师需要引导来访者参与到治疗过程中，包括发展出一个良好的治疗关系，一起制定问题清单，并在清单的基础上提出目标。在这个阶段，咨询师会积极地给来访者提供反馈，以强化来访者的治疗动机。让来访者学习关于认知行为疗法的理论和技能，最终的目标都是希望来访者能够成为自己的咨询师。

关于认知行为疗法治疗思路的具体要点：

1.制定治疗目标的注意事项

一般以解决一个问题为导向来设定目标，强调来访者当前问题的解决，同时也注重来访者的问题解决能力的提高。

制定目标需遵循SMART原则，即具体的、可操作的、可测量的、有相关性的、限定时间的[①]。例如上网课时，所学的内容是具体的、可操作的，学习的次数是可以测量的，学习的时长、需要解决的问题是相关的，一个月内通过打卡来学习到一定量的知识，这就是制定目标的具体的方法。

2.常用的提问方式

①您现在最想解决的问题有哪些？

②对您生活影响最大的问题有哪些？

---

① ［美］彼得·德鲁克：《管理的实践》，齐若兰译，北京：机械工业出版社，2006年。

③您有一些什么样的打算？

④现阶段是什么困扰您？

⑤最想要解决的问题是什么？

上面列出的问题都是比较具体的。先要激发来访者参与到咨询中，因为有时来访者不一定是自接受治疗，或者说来访者参与治疗的动机不足，咨询师要从各个方面去加强来访者参与咨询的动机。

咨询计划是非常重要且需要依据的。在整个咨询的过程当中，需要保证会谈是有结构的、有条理的，在整个议程当中，从一开始做什么到结束做什么，每一步都必须非常清晰。保证会谈的结构化可以节约沟通时间，来访者能清楚每一次会谈的结构，例如一开始会先评估情绪，接着会问最新的情况，然后会检查作业等。这是非常有条理的，也会保证咨询的一致性，不同的咨询师以同样的框架去进行咨询，也可以让患者不偏离谈话的主题。

接下来就要开始做预防复发的工作了，需要识别一些情境。例如可能会有哪些诱发不良行为或者不良情绪的因素，有没有家庭的因素或者社会的因素导致可能会有复发的征兆。咨询师需要提前做好预防工作，然后继续让来访者去学习一些应对策略，包括问题解决能力的提升和社交技能的训练等，慢慢地去建立一个平衡的生活方式。对于达到了疾病诊断标准的患者，可能要在对药物的依从性上加强心理健康教育。

第三节　认知行为疗法应用中的注意事项

第一个关键是认知三角。认知行为疗法的认知三角理论是认知行为疗法的基石。即一个事件发生后，随之而来的情绪是什么？以及这个情绪背后的想法，再到具体的行为和生理的反应，以及和这些方面相互之间的影响。比如新冠疫情暴发以后，一些对疫情感到过度恐慌的人来寻求心理援助，来访者的问题都非常相似，他们可能突然之间听到一些关于疫情的消息，或者在手机上刷到了一些发热咳嗽的症状通告，就开始焦虑，心理上产生"完了，我是不是最近有些咳嗽？""要是我得了新冠怎么办？那我的家庭就完了。"等想法，行为上表现为不断刷手机、缺乏食欲、失眠，尤其是刷手机的时候，会特别关注到负面消息，而这些负面消息会进一步加深焦虑情绪。这种连锁反应形成了一个循环，这也是理解认知行为疗法中认知三角的关键。来访者在这个循环模式里面，采取了一种无效的行为。虽然这种行为能帮助来访者短暂地逃避或缓解消极情绪，但之后消极情绪仍会存在，甚至会被强化放大。认知三角模型（认知三角）不是一个僵化的三角形，它在认知行为疗法个案概念化中起着关键的作用。

第二个关键是咨访关系。朱迪斯·贝克在2013年提到了认知行为疗法的九大原则[1]，其中，第一个原则就是咨访关系。咨访关系实际上也是认知行为疗法中的第一原则，是所有技术的基础。亚伦·贝克在1979年强调，他认为卡尔·罗杰斯论述的真诚、共情、积极关注等技术，都可以用到认知行为咨询当中，并且把它作为认知行为疗法的基石和基础[2]。除此以外，在国际认知行为治疗学院进行的认知行为疗法咨询师认证中，对提交的案例，有11个维度被列为必考，而这11个维度里面就有4个维度跟关系有关：反馈维度、共情理解维度、咨询节奏把控的维度和合作关系的维度。其中，咨访关系是基础，是核心中的核心。认知行为疗法特别强调理解来访者、共情来访者的关系。

---

① [美] 朱迪斯·贝克：《认知疗法：基础与应用》，翟书涛等译，北京：中国轻工业出版社，2001年。

② S. D. Hollon & Aaron T. Beck, *Cognitive Therapy of Depression*, New York: The Guildford Press, 1979.

第三个关键是此时此地。这与中国禅宗的文化有点相似，核心是活在当下。有些时候，咨询师在咨询过程中会产生推进困难的情况，导致整个进程暂停，其实这时就可以回到当下，咨询师可以询问来访者："此时此刻您在想什么？"认知行为疗法并不关心来访者之前的样子，或是早年的创伤，但不关心就等于不提及吗？当然不是。当咨询进程走到核心信念这个层面上时，那些创伤记忆就又会被激活。在这个时候，咨询师仍然需要和来访者讨论这一部分的记忆，但讨论的是此时此刻对这部分记忆的看法、解释和感受，记忆造成的影响主要是存在于记忆中还是现实生活中，咨询师在这一环节需要特别注意来访者的反应。这便是此时此地的真正含义。

第四个关键是具体化。当来访者讲到一件事情的时候，咨询师一定要落实到具体事件当中去。具体化操作的要义在于咨询师不能卷入来访者所讲的事件，要从这里面提炼出认知三角模型，提炼的时候，一定要关注来访者的情绪。例如很多来访者的主诉是焦虑情绪，咨询师可以问："焦虑的时候您在想什么？""什么让您这样焦虑？"等问题。

咨询师一定要把握住来访者来咨询的主要目标，以及其背后的情绪和想法。一个人的想法是有很多层面的，如何去挖掘就是认知行为疗法的启发式引导技术，也就是苏格拉底式提问。有专家讲到，苏格拉底式提问也是认知行为疗法的基石。很多人觉得认知行为疗法就是直接劝来访者转换想法，这当然是错误的，认知行为疗法是启发式的引导。比如咨询中最常见的这一类语句："既然您意识到这一部分，您觉得这个原因在哪里呢？""您说您自己很差劲，有什么支持的证据吗？有什么反驳的证据吗？""既然您觉得自己很失败，您可以怎么样去帮助自己呢？"等这一类语句都是在启发和引导来访者。这并不是灌输式的教育，也不是一种游说。

在具体实践的时候，一定要掌握平衡，就像太极的阴和阳一样，咨询师不仅要纠正来访者消极的一面，还要激发来访者积极的一面。平衡认知非常重要，咨询师必须先要找到来访者的积极面，帮助他们建立自信心和积极的态度；然后再推动来访者的认知改变，这需要咨询师鼓励他们尝试新的想法和行为方式；来访者的认知改变成功后，咨询师需要帮助他们将这些认知付诸实践。这时认知行为疗法特色的家庭作用会发挥出来，它也叫作行动计划，或者是自助计划。

第二章　认知行为疗法中国化

　　笔者真正对中国文化以及认知行为治疗中国化发生兴趣，是在学习、治疗和体验的过程中，很多的感受和体验在中国文化的某个部分中得到了印证，这让人很惊讶，也很欣喜。

　　比如多年前在机场候机时，笔者无意间看到书店有《知行合一王阳明》这本书，心中纳闷："知行合一不是在讲认知行为治疗吗？怎么王阳明也提到了？"于是，我带着好奇买下了这本书，翻阅后才发现早在500年前，王阳明就已经倡导"知行合一"了，在《传习录》里他强调："知为行之始，行为知之成。"这仍是认知的一部分①。

　　认知行为治疗从创立至今才70多年，原来中国先辈们倡导的思想要远远早于现代经过科学实证检验的心理治疗理念。

第一节　文化影响认知与行为模式

　　中国和西方的社会文化背景存在很大的差异，对认知行为治疗方面的研究和实践进行本土化探索很有必要。

---

　　①度阴山：《知行合一王阳明》，北京：北京联合出版公司，2014年。

不同文化背景带来认知差异

大概在2021年，笔者跟世界认知行为治疗联盟首任主席基斯·多布森教授（也是笔者的督导）讨论如何用认知行为治疗做六个有关抑郁的个案（这些个案是笔者在高校招募用来验证基于意象的认知行为治疗模型疗效的个案），在分析过程中，笔者惊讶地发现，部分来访者的抑郁和寝室室友有关。跟基斯·多布森讨论此事时，他也很惊讶。基斯·多布森是加拿大人，在北美洲地区，学生基本上都是一个人独立居住一个房间。在中国，学校基本上是4到7人共同居住一个房间。有个案曾向我抱怨，她想在晚上十点前睡觉时，上铺的室友却正处于兴奋状态，一边听着歌，一边跟朋友聊着天，让她根本没有办法入睡，渐渐地，她在人际关系相处和沟通上产生了焦虑。然而这样的事情，在中国高校的寝室里是很常见的。当时在场的高颖博士表示认同（她在中国读的本科和硕士，在德国读的心理学博士），她讲到，在西方，大学生几乎没有因为寝室居住问题而出现人际焦虑的状况。

这让人很惊讶，因多人同住一个房间而引起的人际冲突和焦虑，这个状况在西方居然很少甚至是没有发生过，这一事件发生的原因是中国特有的社会文化现象所导致的。

而这样的差异化现象我们经常会在督导中讨论到，比如有一个个案是关于产后抑郁的，患者在"坐月子"期间发生了婆媳矛盾，而基斯·多布森讲到在西方是没有"坐月子"的，妈妈生完宝宝休息、恢复两三天后就去工作了。

文化影响人的认知行为模式

有学者说文化是心理治疗中沉默的参与者，但是在患者丹妮（化名）的治疗过程中，我发现在认知行为治疗中，文化因素不是沉默者，是来访者认知与行为模式产生的关键因素。丹妮是笔者以抑郁的认知行为治疗为主题，在一家中国著名精神卫生机构进行授课时招募的教学个案，参加此次课程的大部分学生为精神科医生。为了让学员们能在现场观摩到认知行为治疗在治疗抑郁方面的具体治疗策略和具体过程，笔者用丹妮这个个案在现场做了教学演示，将原本需要用十到二十次的治疗时间浓缩到四次，演示内容包括访谈评估、行为激活和认知矫正等核心认知行为治疗理念。丹妮是一名高校学生，最近半年以来，她看到身边的同学们都发表了两三篇论文，而自己却一篇都没能发表，出现了内心沮丧、压力大、严重失眠、没有胃口等症状，后期甚至产生了自杀的念头。当笔者给她做评估访谈以及治疗的时候，发现文化因素跟她的抑郁有着密切联系。在丹妮初中的时候，由于家庭经济条件较差，她无法缴纳9000元的学费，开始产生自己是父母的累赘，不孝顺，"社会很残忍，不公平"等想法。慢慢地，她开始喜欢时时刻刻跟其他人作对比，"我要比别人能干"，她每天都这样想着。然而，作比较容易让人产生失落感，当她发现自己存在不如他人的部分，就会陷入自我怀疑的负性循环中，产生自己无用的想法，进而萌发自杀的念头。"百善孝为先"，几千年的儒家孝道文化已经浸入了中国人的骨子里，也体现在中国人的价值观里。当一个学生不能为父母挣更多的钱，解决家庭负担的时候，其内心可能会充满自责和内疚，觉得自己无用、不孝顺。

文化如何影响人的认知与行为？人的认知与行为深受文化的影响，并且这种影响往往是潜移默化的。在治疗中经常遇到"重男轻女"观念给女孩子带来身份认同等问题；父母"望子成龙、望女成凤"观念给孩子带来考试焦虑和学习压力等问题；年轻的父母为了生计不得不外出打工导致留守儿童和隔代抚养等问题……这些都是中国在发展过程中所存在的社会和文化现象，用西方社会文化背景下产生的认知行为治疗法去理解中国来访者思维差异是很难的。其实，每个人都是生长在一个特殊文化体系、历史阶段及社会制度之下的，社会化的过程，让人们将这些文化价值观、历史沉淀及社会制度所内含的逻辑，转换成自身对事、对人、对世界的看法的"部分"，从而影响个体认知与行为的方式。清华大学彭凯平教授和北京大学侯玉波副教授在这方面做了富有成效的探索，他们开展的实证研究显示，东西方文化差异带来思维方式的差异化，中国人更强调整体与辩证的思维方式，而西方人更注重思维中的逻辑性，文化影响人的心理与行为的机制，即文化是通过认识论来起作用的，东西方在认识论上的差异决定了他们在诸多方面的不同。

对此，侯玉波在2007年提出"要想真正理解中国人的思维方式，就必须从中国文化本身出发，去深入探讨中国人思维方式的结构，以及这种思维方式对中国人的心理与行为有怎样的影响"①。

东西方文化差异带来认知、行为模式以及来访者表达方式的差异，促使认知行为治疗需要在中国进行本土化即中国化的探索。认知行为治疗之父亚伦·贝克在1979年出版的第一本书《抑郁症》中提到了文化差异性对抑郁带来的影响需要深入研究，他在书中写道："由于抑郁在世界范围内不同文化之中的差异性表达，我们需要更多的研究来全面理解其症状②。"举一个例子，认知行为治疗中引出自动思维有一个经典的问法："当您有这种情绪的时候，您脑子里在想什么？"有部分来访者回答不出来，但当我换一个问法"您心里在想什么"，来访者就很容易能说出想法。在中国人的文化和思维习惯里，念头不是脑子想出来的，而是心想出来，如心想事成、心生万物、心有灵犀、心心相印等。对此，侯玉波（2002）教授进一步阐述了中国文化对中国人认知及行为的影响机制：中国文化着重"社会性"，中国人对"社会"与"个体"关系及社会行为的看法、想法及做法，肯定会反映这种价值观，因此必定使我们对中国人所表现的社会行为做出不同于西方心理学的解释，而认清这样的解释和评价是认知行为治疗有效性的关键因素。当我们要理解中国文化背景下生活的中国人的行为时，就必须仔

①侯玉波：《文化心理学视野中的思维方式》，《心理科学进展》，2007年第15期。

② S. D. Hollon & Aaron T. Beck, *Cognitive Therapy of Depression*, New York: The Guildford Press, 1979.

细研究中国文化如何界定"社会"与"个体"的关系，从其中找出它对"个体"的要求，再探讨"个体"如何协调这种要求及作为"人"的需求，进而可以理解为什么中国人会有自己的想法、看法、人生观及世界观。一旦对"释义系统"有了理解后，就可以去解释中国人行为背后的深层意义。我们可以从中国传统文化中寻找启发，对中国传统心理学构念及理论进行研究，这可能会对全人类的心理学体系提供灵感，作出贡献①。

第二节　认知行为疗法在中国的起源和发展

中国文化为认知行为治疗中国化探索提供了丰沛的土壤。笔者在2020年春节期间产生了一个有趣的疑问："中国的认知行为治疗到底是什么时候开始的？"带着这个疑问查阅相关资料后，发现在中国的远古时代就已经出现认知行为治疗的痕迹了。

中国文化的知与行

有文献记载有关认知行为治疗的内容，出自《黄帝内经》，其中有一句话是这样写的："古之治病，惟移精变气，可祝由而已"。唐代医学家王冰将"祝由"解释为"祝说病由"，意思是给患者治疗疾病时，对其解释疾病发生的过程，并通过符咒对患者进行行为干预和心理疏导，病情就会得到好转。这是目前能查到的中国有关认知行为治疗理念的最早文献，比西方的认知行为治疗早了两千多年。②

王阳明认为"知而不行，只是未知；行而不知，只是妄行"。认真考察王阳明提出的 "知行合一""知与行"等思想时，我们发现他真正提出思

---

①侯玉波，朱滢：《文化对中国人思维方式的影响》，《心理学报》2002年第1期。

②〔唐〕王冰注：《黄帝内经》，北京：中医古籍出版社，2003年。

想的为"知行本一"。《传习录》中有这样几句话："知是行的主意，行是知的功夫；知是行之始，行是知之成。若会得时，只说一个知，以自有行在；只说一个行，已自有知在。"王阳明在晚年时对"知行本一"进行了更深度的阐述："行之明觉精察处，便是知。知之真切笃实处，便是行。若行而不能精察明觉，便是冥行，知而不能真切笃实，便是妄想，所以必须说个行。原来只是一个功夫。"①

国际知名阳明学者冈田武彦先生认为："与其把王阳明晚年对'知'与'行'的阐释称为'知行合一'，不如称作'知行一体'更为恰当。"②

需要强调的是，中国文化里讲的"知"是"学问思辨""天理""良知"等。"行"是"笃行"，与认知行为治疗讲到的"知"与"行"不完全一样，但又有很多相通之处。亚伦·贝克（1964）认为，认知行为治疗中的"知"是个体对情境的解释，而不是情境本身，会影响个体随后的情绪、行为和生理反应；"行"是指外在具体的行为③。

在认知行为治疗过程中，通过苏格拉底式提问方式去引导个体进行领悟、产生新的想法，对这个情境和自己有更客观的评价部分，或者通过行为实验、行为暴露等"行"的方式修改其认知，这部分的"知"就与中国先哲们谈到的"知"有相似之处，"合一"部分也是有共通之处，而且中国先哲们谈到的"知"与"行"比西方的认知行为治疗谈到的"认知"与"行为"更精深，中国文化倡导的"知"与"行"也更宽广，可以从道德层面、修学层面、做人修行等方面入手，但西方的认知行为治疗是从心理疾病视角入手，其"认知"是心理疾病中引起负性情绪背后的那个想法和意象，如抑郁障碍患者的"我不行，活着没什么意思"等想法，社交焦虑障碍的"别人会嘲笑我，他们会不喜欢

① ［明］王守仁：《传习录译注》，王晓昕译，北京：中华书局，2018年。

② ［日］冈田武彦：《王阳明与明末儒学》，吴光等译，上海：上海古籍出版社，2000年。

③ Aaron T. Beck，"Thinking and Depression II: Theory and Therapy，"*Archives of General Psychiatry*，1964，Vol. 10（6）：pp. 561–571.

我"等这样的想法，或者心里出现的"站在那里被别人嘲笑的场景"。行为也是心理疾病中的负性行为模式，如抑郁障碍的退缩行为和自杀行为，社交焦虑障碍的回避行为和讨好行为。二者之间可取长补短，中国文化中的"知"与"行"是对认知行为治疗的深化和拓展，认知行为治疗是对中国文化的"知"与"行"理念的应用和落地。

认知行为疗法中国化探索

中国学者在认知行为治疗中国化过程中做了大量的探索，产生了一定的影响。1959年，中国著名心理学家、中国科学院心理研究所研究员李心天等人在给神经症患者的治疗中，就引入了认知行为治疗的理念，比如对疾病客观认识的心理健康教育，从行为层面上进行改变的行为治疗等[①]。

1988年，知名精神病专家钟友彬创立了有中国特色的心理治疗方法，认识领悟疗法，他让来访者意识到自己的幼年行为模式给现在带来的影响，然后让来访者的认知发生变化，这其实就是认知行为治疗中经常用到的行为验证[②]。

说到认知行为治疗中国化探索不得不提到杨德森教授及他的学生张亚林教授等，从1999年开始，他们将中国道家养生思想融入认知行为治疗之中，所建立的道家认知治疗，倡导"顺其自然，无为而治"的治疗理念[③]。关于这部分，后面还会详细阐述。

---

①李心天：《十年来我国关于睡眠疗法的临床应用》，《中华神经科杂志》1959年第5期。

②钟友彬：《认知领悟疗法》，贵阳：贵州教育出版社，1999年。

③杨德森：《中国人的心理与中国特色的心理治疗》，《中原精神医学杂志（Z1）》1996年。

第三节　认知行为治疗中国化

文化给认知行为疗法中国化的启示

在跟随基斯·多布森教授十几年的个案督导过程中，笔者开始了对认知行为治疗中国化的探索与实践，其中有很多案例就是通过中国文化的视角去理解并调整来访者的认知和行为模式，对此也积累了很多经验。如太极中的"阴阳平衡"与"转化"思想给了我很大的启示，在矫正来访者核心信念的时候，先引导来访者找到对自己更积极、客观的描述，有了积极的自我评价部分，消极的负性核心信念就比较容易矫正。太极拳中"四两拨千斤"的转化在矫正僵化的信念和疏导强烈的情绪方面也非常有帮助。而道家的"顺其自然、无为而治"对笔者在认知行为治疗中的影响也很深，尤其是最近几年的治疗过程中——当咨询师真正地去倾听、共情，与来访者真正地同在时，来访者的认知概念化、自动思维、中间信念和核心信念自己会呈现出来；当咨询师真正理解来访者时，来访者的认知会自然而然地发生转化。而作为咨询师的笔者，似乎什么都没有做，只需要遵照来访者自身内在的指引去进行工作就可以了。

认知行为疗法中国化方向

从认知行为治疗培训的角度进行中国化很有必要。这与中国心理咨询与治疗的行业发展和规范有着重要的关系，中国的心理咨询师有相当一部分是"半路出家"，大多数咨询师并没有受到系统的专业的心理咨询与治疗训练。在笔者近十五年督导的个案中，发现出现最多问题的不是心理咨询理论和技术，而是伦理以及倾听和共情等这些基本的心理咨询方法。笔者认为，目前中国最缺的，是真正能够进行认知行为治疗督导的老师。

2017年，在北京大学召开的中国心理学会注册系统大会上，有个工作坊是用一个标准病人，由四种主要流派（认知行为治疗、精神分析、人本和家庭治疗）为代表现场进行演示，并请这个领域的权威进行点评。笔者很荣幸代表认知行为治疗流派对这个个案进行了演示，现场有400多名专业人员观摩，后来听大家议论最多的，就是认为笔者做的认知行为治疗跟传统观念上的"认知行为治疗"不太一样，觉得认知行为治疗不怎么"认知"，很人本，笔者回应说"这才是真正的认知行为治疗"。

认知行为疗法中国化需要从以下几个方面来进行：一是认知行为治疗理念的中国化，在充分掌握西方认知行为治疗理念的基础上，结合中国文化和社会背景，进行探索和实践，寻找到中国人的认知和行为模式；二是认知行为治疗研究的中国化，这方面需要加大投入的力度，如中国人的自动思维有什么特点？中国人的核心信念是怎么样的？如何将西方的评估信念的量表进行本土化？中国儒家、道家和佛家文化对中国人思维方式及行为带来的影响等；三是认知行为治疗培训与督导的中国化，如何更有效地培训中国的心理咨询与咨询师？如何用中国人更能理解的方式来进行认知概念化？怎么样更好地与中国人建立治疗联盟等；四是认知行为治疗实务与应用的中国化。探索认知行为治疗用于当今中国社会真正需求方面，如学生厌学、夫妻关系、婆媳矛盾、压力管理、改善睡眠、提升学习效率、心理危机与自杀干预等方面，并在不同的领域梳理总结出认知与行为干预的体系。

认知行为疗法中国化缘由

目前，认知行为治疗理论在欧美发展已经日趋成熟，而理论在中国的发展速度却较为缓慢。在西方，认知行为疗法发展的每一个阶段都基于科学和实证性研究，对于分辨和治疗不同的病人有清楚的概念和界限。而国内目前对于认知行为疗法的理解很多时候仅仅停留在简单化和片面化的概念上，社会上对于一些专业人员在系统和督导方面的培训欠缺，训练的不完善以及对于科研额度忽视也会导致认知行为疗法很难真正融入中国。而这也引申出一个值得中国心理咨询与治疗行业者思考的问题：如何将认知行为疗法理论实践与中国文化相结合？在中国的背景下，推进认知行为疗法逐步本土化或许是目前最应该解决的问题。

中国有自己的文化特色。认知行为治疗在中国的发展主要是依靠培训，有代表性的就是中德班和中美班。中德班最开始是行为治疗的培训，现逐渐延伸到认知行为方面。中美班是2007年由费立鹏教授组织的一个中美五年认知行为治疗督导师的培训项目。这两个项目已经为我国心理治疗学科培养了一批高水平的专业人员和中坚力量。

中国心理学会、中国心理卫生协会、中华医学会精神科分会和中国医师协会精神科医师分会专门成立了认知行为治疗的专业组织，联合开展中国认知行为治疗大会，加强学术交流，促进认知行为治疗研究的提升。但是这之中也存在一些问题，比如说目前国内相关人员对认知行为疗法过于简单化和片面化的理解，专业人员培训的不足和训练的不完整，尤其在系统性和督导方面，以及理论和实践与中国文化的结合不足。

讲到这一部分，我深有体会，中国文化很多时候是基于行业的反思，而不是基于社会。不仅如此，也缺乏从业者的规范化管理。在我们做相关调研时，很多心理方面的从业者既没有学习过相关专业知识，也没有经过系统的督导，但是他们认为自己就是在对来访者进行认知行为治疗。虽然目前存在一些问题，但是我们也在逐步地向前推进。实际上，笔者自己在这几年的工作中深刻地感受到：时间、认知系统、教育和中国文化之间有着非常密切的联系，尤其是中国文化的本土化，这也是我非常感兴趣的方面。

为什么有中国文化本土化的必要呢？笔者在2019年的世界认知行为治疗大会上做了一个关于认知行为疗法在中国的文化适应性方面的报告。

第一，因为中国人有独有的文化特点和思维方式。比如说西方人探究自己的想法时会问，您头脑中在想什么？但中国人很多时候被问到头脑中在想什么时，回答的却是我没想什么，您不知道我在想什么吗？中国人更倾向于用"心想"代替"脑想"。

第二，中国人的思维特点和方式与西方有着非常大的差距。比如说西方强调理性、逻辑、推理和科学的方式。而中国文化，它更多强调的是关系、体验和共识性。这之中存在着很大的差异。所以纯照搬西方的认知行为疗法在国内不一定有很高的认可，因此我们要将认知行为疗法进行中国化。

第三，中国文化五千年的智慧是非常了不起的。沉淀下的精髓，如儒家的"仁、义、礼、智、信"，道家的"清静无为，道法自然"，佛家的"觉悟""当下"等，对认知行为疗法的中国化有着很好的指引，需要有识之士共同来深入研究和探索。

在中国，佛家思想的禅文化对中国人的认知行为有着深刻的影响。但具体是怎么影响？正念和禅文化的关系如何？禅文化倡导的"直指人心，明心见性"与认知行为治疗的苏格拉底式提问之间有什么样的关系？如何将禅文化融入认知行为治疗中国化的研究和应用里？这些问题都有待于进一步深入地研究。

笔者常在思考，中国最早的认知行为咨询师是谁？在查阅一些相关文献资料之后，笔者发现中国最早的认知行为咨询师其实是庄子。庄子的那些故事，不管是鼓盆而歌，还是鲲鹏展翅、庖丁解牛和庄周梦蝶，实际上都在于认知的改善。尤其是鼓盆而歌，故事是这样的庄子：的妻子去世了，他却鼓盆而歌，丝毫没有伤心之意，庄子的朋友惠子见后很生气，庄子回应说他妻子去世时他也很悲伤，但转念一想，妻子出生之前来自哪？来自自然；她现在去哪了呢？回归到自然了，所以他开始为她感到高兴[1]。这就是一个典型

---

① ［战国］庄子：《庄子》，牧语译，南昌：江西人民出版社，2017年。

的自我认知的改变。庄子通过这样的故事阐释了对妻子去世的释义，从而改变了自身的情绪和行为，这可以看作是中国古代先贤进行自我认知行为治疗的经典故事。

还有中医，最早的中医是巫医同源，《黄帝内经》讲到"唯移精变气，可祝由尔""是以移精变气、无假毒药，祝说病由，不劳针石而已"（出自《素问·移精变气论》，王冰注），"祝由"那也是一种典型的认知行为治疗[①]。实际上像文化这个层面，也许我们可以做得更精妙，这是我们关于文化适应的一部分。之前在华南师大和大连召开的两届中国认知行为治疗大会，笔者和北京中医药大学刘天君教授联合发起了认知行为治疗与中国文化专场。在专场中，我们讨论了认知行为治疗的文化适应性，并从禅宗、儒家、道家的角度，专门做了一些报告和圆桌论坛，引起了很大的反响。关于文化的这一部分，相信我们未来会继续进一步去推动这个事情。

---

① ［唐］王冰注：《黄帝内经》，北京：中医古籍出版社，2003年。

第三章　认知理论概述

第一节　认知理论之信息加工模型

同样的一个情境，不同的人会做出不同的解读，这是出于什么样的原因？就此，我曾和胡雯博士做过一个梳理：认知行为疗法对这个现象的解释要涉及一个概念——信念系统。亚伦·贝克（1987）将信念分为核心信念和中间信念两种[1]。

核心信念是人们对自己、他人、世界以及未来的看法。核心信念在童年时期就开始形成了，这种信念根深蒂固、影响深远，会让人认为世界本来就是这个样子的。一般情况下，核心信念一旦激活，人们不会去评估这个信念正确与否。一般负性核心信念的激活会带来痛苦的情绪，所以个体会采用特定的应对策略来应对核心信念的激活。

如果一个人的核心信念是关于自己能力的，通常这个人会认为自己的能力不足。为了应对这样的核心信念，不让别人知道或者不表现出来自己能力不够好，就会发展出来一些，如认为犯错误是愚蠢的。基于这样的态度，会形成一些假设，如我不犯错，就可以显示出自己是有能力的。然后又会形成一些规则，如我要把每一件事情都做得很完美。态度假设和规则就构成了中间信念，中间信念反映的就是人对于被激活的核心信念的一个

---

[1] Aaron T. Beck, "Cognitive Models of Depression," *Journal of Cognitive Psychotherapy*, 1987, Vol. 1: pp. 5–37.

应对策略。

后来，亚伦·贝克（2014）对信念系统又做了一些增加和扩充。亚伦·贝克认为，人之所以能成为进化链顶端的动物，并不是拥有一个更复杂的应对系统，而是因为人会主动地去组织生活经验[1]。我们生活在一个特定的家庭环境中，家庭教育会赋予我们对于特定社会角色的一些责任，还有义务。同时，不同地区、国籍的人都是在不同的文化系统里面生活，比如"坐月子"是中国传统的习俗，指的是产妇在分娩后要进行一个月的特殊调养和休息，以帮助身体恢复健康，而这个习俗在西方国家是没有的。人生目标、责任、义务、风俗文化等都属于信念系统，这些信念的激活都会影响到我们对信息的加工和处理。

核心信念一旦被激活，它便通过信息加工的方式来影响我们对信息的摘取和处理。在这里，信息加工就像是一个筛子，信念一旦被激活，只有符合信念的相关信息才能通过筛子，被大脑接收；而不符合信念的信息，只能被重新整合成符合核心信念的认知，才能被大脑接收到，不然就会直接被大脑忽略。举一个无能类核心信念的例子（如图3-1），如果一个人认为自己能力不足，在生活中遇到一些困难，相关信息就通过筛子一样的结构被大脑所接受，之后只要有类似的信息被大脑接受，"我不行"这个信念就会被不断强化。此外，这个人的身边也许还会发生一些和这些信念不太一致的信息，比如因为她（他）所做的一些事情做得还不错，受到了老板的表扬，但她（他）对于这件事情的理解是，老板表扬我可能只是为了表示友好，自己其实并没有那么好，不值得被表扬，应该更努力地工作才对。这件事情她（他）做了一个新的解读，变成了和自己核心信念一致的信息，而对于其他的一些信息，比如她（他）其实已经很好地完成了任务等信息直接被大脑忽略了。

---

[1] Aaron T.Beck & E. A.Haigh, "Advances in Cognitive Theory and Therapy：The Generic Cognitive Model," *Annual review of clinical psychology*, 2014, Vol. 10, pp. 1–24.

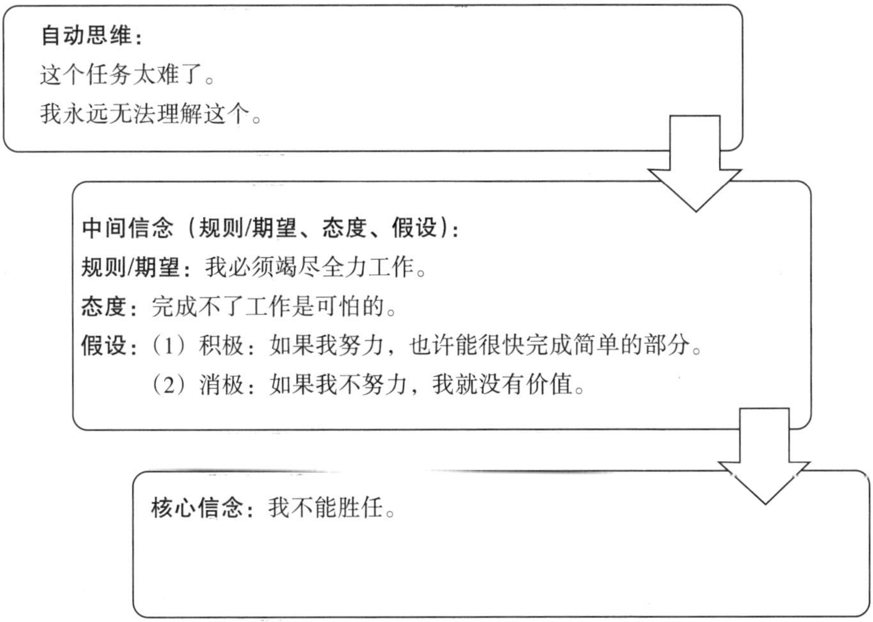

自动思维：

这个任务太难了。

我永远无法理解这个。

中间信念（规则/期望、态度、假设）：

规则/期望：我必须竭尽全力工作。

态度：完成不了工作是可怕的。

假设：（1）积极：如果我努力，也许能很快完成简单的部分。

　　　（2）消极：如果我不努力，我就没有价值。

核心信念：我不能胜任。

图3-1　认知信念系统

第二节　信念形成因素

生物学原理

信念是怎么形成的？为什么不同的人会形成不同的信念？信念的形成是基因和早期经历共同作用的结果。这里以抑郁症为例子做一个描述和说明。

大多数抑郁症病人的五羟色胺转运蛋白基因发生改变，是因为基因的改变导致突触间五羟色胺浓度的变化，五羟色胺浓度的变化就会进一步地导致一些皮层下的脑区，比如杏仁核在面对外界刺激有过高的反应活性，可能会通过与记忆和注意相关的一些脑区去影响记忆和注意的形成，从而导致对特定信息的选择性关注，或者说对特定信息的选择性编码。这个过程在成长的过程中不断重复，通过学习的机制会在大脑中形成一个有偏差的信念，这些信念就会以图式为结构固定下来。

认知图式在类似的情境下会被触发，也就是被激活。一旦认知图式被激活，会通过信息处理模型反过来对情境做出一个自动化的解读，同时也会影响到注意和记忆等心理过程。在这样的链条里面，所有的箭头都是双向的，彼此都是会相互影响的。这个过程发生在生命的早期。对大多数的成年人来说，背外侧前额叶的功能其实都已经相对完善了。

一个足够强大的前额叶，其实可以把注意力导向当下的环境，并对环境做出进一步的评估。并不是说任何自动思维发生了就会认可它，事实上注意系统会把信息导向到前额叶，前额叶对信息做出进一步的加工处理，然后做出目标为导向的行为。这个过程中前额叶的激活就会反过来去调控皮层下的结构，比如说杏仁核和前额叶的激活，就会反过来，让杏仁核的反应慢慢地降下来，冷静下来。后文说到的很多技术，都是直接或者间接地调用前额叶的功能，或者是训练前额叶的功能。比如，如何去应对自动思维。当个体和个体的自动思维对话的时候，会运用背外侧、前额叶。行为激活要去设定目标，要去做出计划，要去付诸行动。这个过程，就是运用前额叶的功能。当想要为情绪命名的时候，不仅是训练前额叶皮层的过程，也是冷静下来的一个过程。

深层负性信念规律

自我的核心是在"我的阶段"。笔者从近几年的体会中发现，当放下"我"，让事物本来的样子自然发生的时候，那是"道"的阶段；当做到"无我"的时候，那就是"空"的阶段，是"禅"的阶段。认知行为疗法也会经历一些不同的角度，要先把它这种范式和框架学透，通透到你脑袋想都不想你就会用，那才是融会贯通的开始。否则的话，就是东拼西凑。

举个例子，有个30岁的男性来访者，最早是在10岁时出现了"我很失败"的念头，是什么原因让这个念头从10岁维持到了30岁？维持的动力是从哪儿来的？是什么原因让信念维持下来？这一步，就是需要慢慢地找他信念的根。他的念头是"我很失败"，但这也不完全是消极的，甚至还能从这个念头里获益，这需要看到他的付出比他的获益要多。我们的思维就像是一棵树，自动思维就像树叶，风一吹树叶就会晃动，也就是说遇到不同的事情就产生不同的想法，就像这树叶一样。顺着树叶慢慢看树茎，然后看树干，这便是中间信念——规则、态度和假设。核心信念很多时候不是冒出来的，它是藏在这些念头背后的，就像树的根。这就是核心信念，是维持着我们整个人之所以成为那样的人的一个过程。这就是核心信念和自动思维的关系。但是对于很多重症来访者，核心信念是自己冒出来的，会以这种思维的方式呈现出来。比如"我学不会，我太差劲了"；比如看到英文的文章，冒出"我看不懂"的念头，这就是自动思维；比如想到"下次一定要做成一件事"，这就是补偿策略，而补偿策略往往是藏在深处的，当很害怕自己不行、无能的时候，就有产生比如愤怒，甚至攻击的反应。通过补偿策略，通过这样子的表达方式去掩藏内心深处的核心信念。因为核心信念一旦出来，就会对整个人产生非常大的影响，那是根深蒂固的一些观念。

在矫正核心信念的时候，和打太极一样，要找它"阳"的那一面，也就是积极的一面，然后才能够深入地讨论到核心信念。

第三节　评估信念的五个维度

每当一个具有一致性的信息被接受时，核心信念就会被强化，这也就是为什么核心信念一旦被启动，就很难依据外界信息的改变而改变。亚伦·贝克（2014）认为可以从五个维度来对一个信念进行评估（如图3-2）[①]。

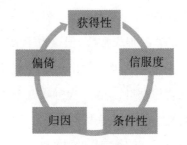

图3-2　评估信念的五个维度

（1）获得性

第一个维度是获得性，获得性是反映信念意识化或者泛化的程度。举例来说，老师A觉得自己不够好时，一个很知名的老师B邀请A做助教给大家一起讲课时，老师A的核心信念就被激活了。

当核心信念被激活时，老师A心里想到的并不是自己不够好，而是讲课这件事情自己可能不是特别擅长，可能会讲不好。核心信念虽然被激活了，但它并没有真正地体现在个人的意识里。意识里面体现的是讲课这件事情可能会做不好，但并没有出现这个人不够好，没有能力等想法。

而对于一个抑郁比较严重的人来说，这个信念就可能会上升到意识层面，且占据一个非常主导的地位。严重抑郁的人可能会想到所有的事情自己都不能做好，想到不是这件事情做不好，而是自己不够好。

（2）信服度

第二个维度是信服度，即在多大程度上相信一个信念是正确的。信服度可以通过对行动的影响来评估，比如说上面例子中的老师如果能百分之百地相信"我这个人是不够好"的话，那A是一定不会去做老师B的助教，

① Aaron T. Beck & E. A. Haigh, "Advances in Cognitive Theory and Therapy: The Generic Cognitive Model," *Annual Review of Clinical Psychology*, 2014, Vol. 10: pp. 1–24.

正是因为老师 A 的信服度并不是那么的高，才会愿意去做。老师 A 的信念虽然被激活了，但对行动的影响是可以忽略的。

但如果是重度抑郁的一个人，这个信念一旦被激活了，可能就不会去做一些努力或者尝试。也正是因为不再去做努力和尝试，并且采取安全性的回避行为，其信念也就没有办法得到验证，从而在某种程度上再次地强化了自己的信念。

（3）条件性

第三个维度是条件性，它与绝对性相对。以强迫症为例，症状比较轻的强迫症患者会认为："如果碰到了病毒，可能会生病"；但如果是症状严重的强迫症患者，条件化会变成绝对化，患者的认知会变成："如果碰到了病毒，一定会生病"。这里体现的就是条件化变成绝对化。

（4）归因

第四是归因，信念可以反映归因的方向。抑郁的人可能会把生活中所有不好的事情归结为自己的错；而偏执型人格的人可能会把生活中不好的事情归因为别人的错。

（5）偏倚

偏倚即信念在多大程度上反映了一个事实，这个偏倚可能是适应性的，非适应性的，轻度的或者是非常严重的。

第四节　常见思维歪曲

思维歪曲是指在看到事物的过程中，出现系统化的曲解。由亚伦·贝克等人总结[1]常见的思维歪曲有以下几个（图3-3）：

---

[1] S. D. Hollon & Aaron T. Beck，*Cognitive Therapy of Depression*，New York：The Guildford Press，1979.

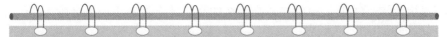

◎非黑即白，也就是用两分法来看待事物，没有中间地带。举例来说，产生"纯粹是浪费时间，我完全没有得不到什么好处"的想法。

◎灾难化，对未来的一个灾难化的预期，认为事情会更糟糕。比如产生"我会搞砸"的想法。

◎去正性化，对自己和他人好的品质、做的正性的事情视而不见。比如产生"觉得我不过是运气好"的想法。

◎情绪推理、依靠感觉解读现实，忽略另一面的证据。比如产生"我不开心，所以我的婚姻就是个错误"的想法。

◎贴标签，给自己和他人贴上特定的概念化的标签。比如产生："他就是个很讨厌的人，所以我就不喜欢他，我看到他就要跟他吵架"的想法。

◎过度概括，因为偶然事件，得出对所有事物的消极结论。比如产生："我又失败了、总是我"的想法。

◎不公平比较，只关注比自己好的人。比如产生："不管什么事，都有人做得比我好"的想法。

◎个人化归因，这在抑郁的来访者身上会见得比较多，他们通常会认为糟糕的事情的发生是因为自己的原因，比如产生"是因为我不好，因为我是个失败者"的想法。

◎应该一定，坚定地认为自己或他人要达到自己的期待和要求，在亲密关系中会经常碰到。

◎读心术，相信自己知道别人是怎么想的，不考虑其他的可能性。比如产生"他认为我的想法不值得考虑"的想法。

◎责怪他人，认为完全是另一个人造成了你的消极体验，所以拒绝承担自我改变的责任，比如产生"我现在这样，都是因为我的父母"的想法。

图3-3　常见的思维歪曲

第四章　自动思维

　　自动思维，是自己冒出来而不是经过理性思考的想法。很多心理咨询师对认知行为存在误解很重要的一个原因，是觉得可以改变患者的想法。但是实际上，亚伦·贝克讲的自动思维是自己冒出来的想法，很多时候自动思维是藏在更深层的，甚至藏在自己都没有意识到的地方。在中国文化中就存在很多的自动思维，经常会以意象的方式出现，比如有人问："您最近怎么样？"，答："我现在就像热锅上的蚂蚁"。用"热锅上的蚂蚁"去描述自己现在的情绪状态就是一个自动思维。问一个抑郁的人，"您现在感觉怎么样？""您现在是怎么想的？"，答："我觉得我就像站在了悬崖边""我觉得我就像是陷入到了一个黑茫茫的世界，没有出路""我觉得我被陷到了一个漩涡里"……意象则是一种更深、更原始的认知模式。很多人一想到认知行为就觉得是思维，其实不然，这里面既有思维还有意象。

第一节　自动思维基本理论

　　一位来访者来到咨询室，咨询师问："有什么需要帮助的吗？"来访者答："我也不知道怎么的，我一直是个外向、乐观的人"，说话的同时眼泪也掉下来了，咨询师问："这眼泪是在说什么？"来访者答："委屈……我怎么把这个日子过成这样，我怎么一手好牌打得这么烂"。接着往下走，自动化思维就很容易找出来。

自动思维的概念

2020年4月，亚伦·贝克等人发表了一篇文章，文章里讲述了如何用基于复原的方式来处理相关心理上的问题，具体来讲，是应该激活患者的积极思维，而不是去压抑负性思维[①]。因此，在认知行为治疗的发展过程中，除了去解决一些非理性的认知、偏差的认知，实际上更多的是看待如何寻找并激发积极与优势的认知，这也许会是一个未来的趋势。

1979年，亚伦·贝克提到，自动思维是自动出现的，且经常被当事人自己忽视的，直到被要求聚焦时，才能注意到的想法。这说明，自动思维会自动成串地出现。[②]

在经典认知的行为模型中，一个负性的自动思维是核心，它被认为对当下的情绪和躯体感受有重要的影响，并且在维持行为方面起着关键作用。1964年，贝克提到，自动思维是一连串、一系列的想法和意象。它就像小瀑布一样，从最开始的一串一串，到最后与一条更大的思想共存；当然，自动思维还可以图像的方式出现，用意向能够更好地激发它[③]。

自动思维的特征

自动思维的特征是什么？亚伦·贝克和朱迪斯·贝克（2001）曾谈到过两点，第一是个体自发产生的习惯化的，平时不能意识到的想法；第二是自动化思维是和具体情境相关的词。[④]

---

① Aaron T. Beck et al., *Recovery - oriented Cognitive Therapy for Serious Mental Health Conditions*, New York: The Guildford Press, 2020.

② S. D. Hollon & Aaron T. Beck, *Cognitive Therapy of Depression*, New York: The Guildford Press, 1979.

③ Aaron T. Beck, "Thinking and Depression II: Theory and Therapy," *Archives of General Psychiatry*, 1964, Vol. 10（6）: pp. 561–571.

④［美］朱迪斯·贝克：《认知疗法：基础与应用》，翟书涛等译，北京：中国轻工业出版社，2001年。

请谨记，在面对来访者时，如果直接询问："您的自动思维是什么？"，来访者可能会答不上来，但是如果把它放到某个具体的情境中，通过描述让来访者回到当时的情境中，这有助于我们找到自动思维。除了心理障碍者外，每个人都拥有自动思维。正常情况下，每个人都会有情绪，情绪包括愤怒、抑郁和焦虑等。这些愤怒、抑郁和焦虑和我们在原始时期农耕民族和游牧民族生存过程中自然而然产生的生存机制有非常大的关系：感觉到愤怒时，会想要攻击某人或某物；感觉到抑郁时，会产生丧失感、悲伤感以及自己的无价值感；感到焦虑时，意味着有危险即将来临。因此，这些情绪跟过往的生存过程是有密切联系的。其实每个人都有负性的自动思维，它只不过是能够激起极其短暂的情绪。自动思维只是影响个体的表层认知，它是由它背后深藏着的深层信念所决定的。比如，来访者是一个已经有半年不上课的学生，学生描述说自己上课时惊恐发作，浑身出汗，心跳很快。来访者说："我觉得自己特别不幸运"，因为不能控制自己的无力感、无能感，最后医院给出的诊断结果是抑郁。

自动思维是非常概括的，比如班主任老师突然对学生说："下周我们要进行考试"，有同学说："别"，班主任问："这个'别'说明了什么？"同学答："说明不行，没复习好"，进而这个同学会联想到没复习好、考试题不会做等事件发生的后果。从这个例子就可以看到，这背后深藏着一种非常快速的、概括的自动思维。

自动思维转瞬即逝，不及时抓住它就容易消失。从事心理工作的人，或者是自己想对自己有一个认知的人，需要觉察到自动思维的出现，以及对自己情绪和行为带来的影响。因为它是在你意识之前的，快速的，难以意识到的。个体通常对自己心里冒出来的自动思维，有一种习惯化的默认为这种思维就是事情真相，是正确的，缺少进一步评估和再觉察确认，当个体认为某一个想法就是事实的时候，就容易激起情绪，采取相对应的行为模式。在人情绪特别强烈的时候比较容易被发现。有时我们需要去留意来访者高强度的情绪，比如来访者情绪特别愤怒，说："我很生气"，问："愤怒有几分？"，答："8分"，这时从来访者的表述中就能很容易地带出自动思维。所以，留意来访者两种情绪之间的变换，找到自动思维很有必要。再比如，来访者说："我特别喜欢小狗，我每天都要跟小狗一起散步，小狗叫旺旺，特别好玩。"说完后来访者的眼睛突然耷拉下来、脸松弛下来、肩膀也垮下来了，在这个时候，来访者的情绪发生了变化，问："您现在想到什么？"答："如果旺旺要死了，我怎么过？"问："它死对您来说意味着什么？"答："意味着连一个可以陪伴的人都没有了。如果旺旺死了我怎么办？"其实这是一个问句，并不是自动化思维。当我们提出问句的时候，来访者不容易找到自动化思维，这时我要以情绪为锚，尝试着把问句转换成陈述句，引导来访者找到自动思维。

自动思维的机制

自动思维的产生及机制是什么？一般自动思维来自于图式，也就是人在早年成长过程中形成对自己、对他人和对世界的认知。比如来访者A对自我的认知，其核心信念是"我能力不行"，这个想法在A小时候就埋进心里了，中间的信念是A曾经写不出研究生开题报告，认为老师给出的题目并不是自己要做的，此时A的核心信念是如果写不出开题报告，就说明"我是无能的"，这是最深层次的认知。A寻找咨询师的帮助时说："我已经很抑郁了，也不写报告了。我现在焦虑得要死，好多天没有胃口，也睡不好觉，已经失眠好多天了"，从这里可以看出来访者A第一有焦虑，第二有抑郁，于是咨询师问："即使很着急很抑郁，您还是没有开始写报告，那个部分里边在说什么？"答："我怎么也写不出来。"咨询师继续问："您怎么会写不出来，写不出来对您意味着什么？"就这样从最外层向内探寻，就能找到A的核心信念。但不是所有的思维都能引起负性的情绪，所以需要关注与负性与之相连接的情绪、思维。

自动思维的呈现方式

自动思维是怎样出现的？一般有两种方式，第一种通过言语表现，比如，问来访者："您现在在想什么？"答："我在想这件事自己永远也做不出来"，这是自言自语形式。第二种是通过清晰的画面感或情境浮现，这就是一种视觉或意象形式，比如，来访者A说："我觉得我很孤独。"深入了解后，发现A的母亲在幼年时就离开了，导致A从小便没有任何的倾诉对象，父亲曾告诉A说其母亲不是一个好女人，一方面A需要接受父亲的养育之恩，另一方面对母亲仍有依恋。我进一步询问，A说："我很难过，觉得即使我有朋友、有女朋友也难过。"我问："您那时候想到了什么？"答："我觉得我好像是在努力地爬山，但是怎么爬也爬不上去。"我继续问道："这像什么？"答："我永远是一个孤独者，我这一生永远是孤独者。"A的问题在行为中有所反映：A在二十几岁时已经换了七任女朋友，和每一任女朋友相处时间都不长久，并且在每一任女朋友离开时都会苦苦哀求。从中可以注意到A更深层次的信念。自动化思维有没有第三种方式呢？或许还有其他方式，还有一个来访者B说其继母总是对自己指指点点，我与B产生了共情，觉得B应该有一些愤怒，但是B满脸的迷惑。我问："您能站起来吗？让我看一看您的身体语言姿势。"答："我就这样。"然后B站了起来，我发现B的两只手紧紧地握着拳头，大拇指从拳头缝里边出来，我指着B的手问道："这个说明了什么？"答："我特别生气。"我问道："您为什么生气？"，"我还用你教我吗？我妈都没说我，还用你教我？"有时候我们的动作或者我们的身体其实包含着一些解释，而这个领域可能是自动思维需要去开拓的地方。

负性自动思维

朱迪斯·贝克在《认知治疗：基础与应用》（第2版）中对常见的负性

自动思维做了分类①。

第一种，自动思维是基于想象或预测的观念，它缺少事实依据或者仅凭部分的事实依据。比如，对方说忙然后挂了电话，这个情境可能大家都遇到过，但是对于一些有错误自动思维的人就会产生"这不就是在敷衍我吗？你就是不想理我。"然后进一步认为"我不是那么可爱"。

第二种，歪曲的自动思维，依据是对的，但是结论被歪曲了。比如，现在许多家长十分在意孩子的学业成绩，得知孩子期末考试的名次下降后，家长会十分着急，认为孩子成绩下降，是因为孩子这学期没有努力，努力了就应该有所进步，前面的事实是正确的，但是结论是歪曲的。

最后一种，歪曲的自动思维是准确的，但是无益于个体走出困境。比如，一个走钢丝绳的人知道自己随时都有可能会掉下来，这是事实，任何人走钢丝绳都有掉下来的风险。但是当灾难化想法出现"我会从钢丝绳上掉下来，或许还会被尖锐物体不小心扎到"会使我们感到恐惧。灾难化思维会使人产生负性认知，对当时处于困境中的个体没有任何帮助。

个体采取的行为也可以激活负性的自动思维。有个进食障碍的案例，当来访者不断地进食时，吃这种行为也会激活来访者的自动思维，可能会引出诸如"我太脆弱了""我不能控制自己吃东西"等念头。除此之外，还会出现生理或心理方面的问题，当来访者心跳剧烈，感觉不真实的时候会想："如果我现在发生了很严重的事情怎么办？我肯定是要疯了"，这会导致焦虑和恐慌情绪的出现。惊恐发作也是如此，在惊恐发作时，人的心跳会突然过速，而这其实是一个正常的现象，但如果对此做灾难化解读"我快要死了，我的心跳快得让我喘不上气"，出现这样的生理或心理体验时，也会激活自动思维。

---

① ［美］朱迪斯·贝克：《认知疗法：基础与应用》，翟书涛等译，北京：中国轻工业出版社，2001年。

第二节 自动思维生物学解释

德国哥廷根大学神经科学博士胡雯从神经生物学的角度，对自动思维的特征做了进一步的解释。之前说到理性的认知，其涉及的脑区更多的是背外侧的前额叶，而自动思维发生所涉及的脑区，则主要是皮层下的区域，包括与恐惧情绪相关的杏仁核、与惩罚奖赏相关的伏隔核以及与注意力相关的前扣带回。

一般来说，杏仁核的活性达到一定阈值的时候，就会启动下丘脑的反应，下丘脑的活性变化启动，再往下推动自主神经系统激素系统的改变，然后人这时就会体验到一些生理反应。比如说当杏仁核觉察到危险信息的时候，我们可以感觉到心跳加快，呼吸急促，手心也可能会出汗等，而这些生理反应也会伴随着一些主观的情绪体验变化。

伏隔核是一个以多巴胺为信号传导的系统，多巴胺释放的量增多或者减少，会进一步驱动习惯性的行为反应（如图4-1）。这就是为什么自动思维一旦发生，往往是不容置疑的，而且会被不加批判地接受，主要是因为自动思维的发生在皮层下的区域，简单地说这个想法是不经过大脑的，也就是说不经过前额叶等更高级的脑区。但是另一方面，正是因为皮层下的区域和下丘脑、自主神经系统的这些连接，所以自动思维对情绪体验、生理状态和行为具有非常大的影响。

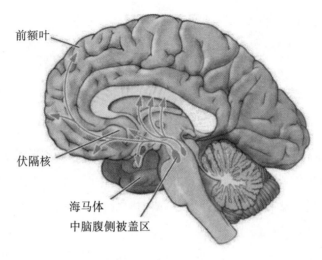

前额叶

伏隔核

海马体

中脑腹侧被盖区

图4-1 伏隔核示意图

由于自动思维会对情绪和行为造成重大影响，很多时候可以通过留意自己情绪和行为的变化来觉察自动思维的发生。比如之前笔者在看一篇文献时，本来一直看着电脑在学习，但是突然之间，感到一种不可遏制的冲动，想要去翻一下朋友圈。如果是一个训练有素的认知行为咨询师，就可以开始觉察："这个时候产生了什么想法让我想去看一下朋友圈？"这样就可以留意到，其实这个时候产生了一个自动思维："这个太难了，我看不懂。"这就是一个如何通过留意自己情绪或者行动的变化来觉察自动思维发生的例子。

自动思维主要涉及的脑区是皮层下的结构，这些皮层下结构之间的连接，是几百万年进化的结果，可以说是非常固定的、不灵活的，同时又是非常快速的。通过进化留下来的大脑结构在进化上有着非常重要的意义：它让我们在面对外界刺激时，能做出非常快速的反应。这个反应有时是适应性的，有时候可能是非现实的、歪曲的，毕竟现在我们生活的环境已经不同于原始时代。还有一点，正是因为自动思维所涉及的脑区没有过多地涉及更高级的大脑结构，所以自动思维可以是以言语性思维的方式呈现、以意象的方式呈现，或者是以言语性思维和意象两者结合的方式呈现出来。

　　之前曾遇见一位男性来访者，他说自己对创业有了许多新的想法，这其实很让人振奋，但是他突然叹了一口气，我询问他："是什么原因您突然叹了一口气?"他说"我突然想到我的办公室已经装修好了，300多平方米，但是一个人都没有，就只有我一个人在那里。"这也是一种自动思维，通过画面的形式呈现出来，让来访者从中感受到了孤独，又因孤独感产生了悲伤或者难过的情绪。

自动思维发生影响的过程

　　关于自动思维与情境、情绪、行为和生理反应的关系，朱迪斯·贝克在2013年曾用图4-2来描述[①]：

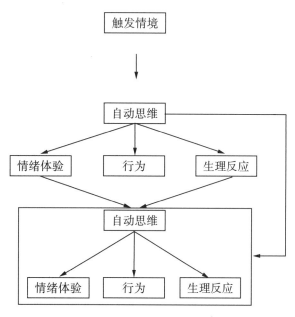

图4-2　自动思维发生影响的过程

————————

① ［美］朱迪斯·贝克：《认知疗法：基础与应用（第2版）》，张怡等译，北京：中国轻工业出版社，2013年。

首先会有一个触发的情境，这可能是一个外界的环境，也可能是内部的一个生理性事件。触发情境本身不会带来情绪的变化，而是人们对突发情境本身进行评判后，也就是自动思维发生后才会带来情绪的变化。随后，自动思维会再引发下游的反应，这些反应就包括主观的情绪体验、行为上的改变以及生理上的反应。在图4-2中的每一个环节，包括自动思维、情绪体验、行为还有生理反应，都可以再进一步地引发自动思维，自动思维又再次引发情绪体验、行为和生理反应，形成复杂的链式反应。

第三节　如何引出自动思维案例示范与解析

在心理咨询的过程中如何引出自动思维也是一个较为普遍的问题，其中最为核心的是咨询师的提问方式。一个常见的例子是，在中国，当咨询师提问："您脑子里在想什么？"，有些人会回答："我没想什么。"，但是问题变成"您心里在想什么？"时，来访者会说出自己具体心里的想法。具体的表达方式会受到本土的文化和环境的影响。所以当来访者表达情绪时，可以通过提问来感受来访者具体情绪时心里的想法，引出其自动思维。在引出自动思维时，咨询师也需要注意时机，通过来访者的情绪转变，循序渐进。当然还有一些其他的方式，比如让来访者去想象、描述当时的画面，询问心里在想些什么？或者对来访者进行角色扮演，通过扮演具体的角色让来访者换位思考，引出其自动思维。常见的一些提问方式还包括"您猜一猜您刚才在想什么？""您觉得有可能是什么？""您觉得您会是在想什么吗？""您看您是不是想象可能会发生什么？""已经发生了什么？""这些情景对你来说意味着什么呢？"等。有时自动思维的引出不仅要靠提问方式，更多的时候需要咨询师的敏感度和个案概念化的能力。

案例分享

引出自动思维（Z：咨询师　L：来访者）

案例一

Z：晨晨（化名），您想跟我讨论什么？

L：我不知道从何说起。

Z：当你不知道从何说起的时候，您是什么样的感受呢？

L：感觉有点茫然了。

Z：有点茫然的感觉？

L：对。

Z：当您茫然的时候，您心里面在想什么？

L：我觉得要好好学习，然后这方面的知识还是比较欠缺（自动思维）。

案例二

Z：您好，小耿（化名）。您想告诉我什么？

L：我跟我女儿的一个场景，我在跟她讲题的时候，我不知道是不是我声音有点高，或者说是她觉得我在批评她，比如说没有记清楚题或者以前学的忘掉了，反正她就是一脸的不屑，她把笔和草稿纸都扔到地上，这让我特别生气。

Z：您生气的时候您在想什么？

L：我生气的时候，我觉得她怎么能这样子对我（自动思维），她不应该这样对我。

Z：嗯，那女儿以这样的方式对您来说意味着什么？

L：意味着她不尊重我（自动思维）。

Z：但是实际上反过来，她为什么会这么愤怒呢？她为什么会摔笔和纸呢？

L：她现在青春期脾气挺大的，还有可能就是她受到了批评，我爱去批评她，我可能会说这些东西你都没记住，或者给你讲了多少遍你都没记住，我不知道是不是我说了这些，完了让她觉得很不舒服，所以女儿很生气。

Z：是吧？这个年龄她对批评还是蛮敏感的。对。所以其实您是无心的，但是她的这种反应本身又让您有受伤的感觉，让您委屈。

L：对。

Z：好，这是一个很强烈的愤怒。

L：其实我对我这种强烈的愤怒感到有点吃惊，我觉得我不应该那么强烈愤怒。

Z：所以这样强烈的愤怒对您来说意味着什么？

L：我觉得我是个妈妈，对孩子这样子，她毕竟还那么小，好像对她不是太公平，或者说不是太客观一样，所以觉得自己也会伤害到她。

Z：所以如果伤害到孩子对您来说，您觉得您自己是一个什么样的妈妈？

L：我会内疚。我觉得我不是一个好妈妈（自动思维）。

（中间信念是我应该做一个好妈妈）

案例三

L：我感觉我这次上课都不是很认真。

Z：上课不是很认真，所以您有一点自责。

L：最开始不是自责多一点，是愤怒多一点，愤怒有点断断续续的。

Z：是说愤怒多一点，觉得对这个课程批判的心态多一点，我能听到，您批判的是什么呢？

L：我觉得这个课程的服务不是很好。我自己又想了一下，是我自己的参与度不够。因为以前我也是做这个行业培训的，对各方面的工作要求会比较严格。

Z：您觉得没有您以前想象中的那样严格是吧？

L：对，没有达到我想要的那种标准，所以我有点愤怒。

Z：其实您有点失望，除了愤怒。

L：失望，对。

Z：愤怒后面应该是失望，在失望的时候您心里面是怎么想的？

L：失望的时候怎么想的？我要自己改变。

Z：真的吗？

L：对。

Z：您可以体会一下您的这种失望吗？这个失望是在身体的什么部位？

L：在喉咙那里。

Z：对。您觉得当您聚焦到在喉咙那里的失望感受的时候，那个时候会有什么样的念头冒出来？

L：环境影响了我所以我学不好，我参与度不高都是环境的原因，都是它们不好。肯定我自己也有，对，我自己有觉察到，当我好像有问题的时候，先是外面的因素，但是我马上觉察到我应该自己在有限的条件中去调整状态来适应。

Z：您明白自己这一部分的自动思维了吗？是什么？

L：自动归因于外在的原因，我有点追求完美。

Z：参与度不高，其实您是对自己的学习没有达到您理想中的要求而感到失望与沮丧。当然还有一部分也的确有可能是对我们的服务失望的沮丧，这也可能是现实的一个事实，是吧？所以在这样一个失望的时候，我怎么感觉到失望背后其实是有一点担心，您有担心吗？

L：我有担心。

Z：在担心什么？

L：担心我又失去了一些东西，又错过了一些东西（自动思维）。因为我一开始的预期还是挺高的。没有按照我期待的那样学好。

案例四

Z：婷婷（化名）您是想告诉我们什么呢？

L：我之前想举手，后来又不敢举手，内心非常的纠结，之后又想我要不要取消举手，有点担忧。

Z：所以您有纠结和担忧是吧？

L：对。

Z：您在纠结什么呢？

L：我会觉得我很想了解自己对某个事情的自动思维是什么，但我又会担心在这样100多个人面前去暴露自己内心的想法，就觉得我为什么要这样做呢？

Z：所以当您觉得在100多个人面前暴露自己的这样一个想法，会觉得有一点尴尬？

L：对，就有一点尴尬。但是我还是一直举着手就表示我内心想要知道我关于这件事情的自动思维大于我对尴尬的这种感觉。

Z：好，所以您看您的尴尬其实就是这种思维。尴尬，是情绪的一部分觉得很尴尬，其实它是一个自动思维。而您的情绪是纠结，是担心，您觉得您在这么多人面前暴露自己，那会觉得很尴尬，但您这个尴尬很有意思，假如在这样一个尴尬的状态的话，您觉得事情对您来说会意味着什么？

L：对，我会觉得说别人会不会觉得我很无聊（自动思维），就是多么小的事都要把它很慎重地讲出来。就在别人看来，我会觉得万一他觉得这件事情无关紧要，那我为什么要说这么一件小的事情。

Z：所以您的自动思维已经出来了，别人会不会觉得我无聊？其实您所认为的别人会不会觉得我无聊是其实您是蛮在意别人对您的评价的一个表现。所以您的自动思维经常就会以这种方式来呈现。但是我很欣赏您的勇气，在您尴尬地纠结的这段时间中您仍然能坚持。

L：对，是因为内心还是有那种想要去探索一下自动思维，我想要探索自动思维，就是坚持举手的自动思维。

Z：您本来很纠结要不要，但是您还是坚持下来，就在后面动力转变的那一点点，感觉您更希望在我这里得到一个确认，确认什么？

L：是因为我周六有一个复试，所以我很焦虑，但是我不知道我的自动思维是什么，不知道我是考得上还是考不上。然后我想探索一下，我的焦虑是什么样的？因为我考研究生要复试，但是因为它也没有明确要考什么以及复试的流程。

Z：所以您对复试内容有一种不确定感。

L：对。

Z：而这种不确定感会让您焦虑和担心。当您有这种不确定感的时候，您心里面在想什么？

L：我不知道，所以我才来咨询，我不知道我的这种思维是什么。

Z：所以这本身就是很不确定的事吧？您想一想，当您为这种不确定感在担心的时候，您想一想，您是想到了什么样的念头会让您有这样的担心呢？

L：我怕老师不喜欢我（自动思维）。因为一开始让我们填了一个导师，但后来又说是随机分配导师来复试，然后我就在想万一我在复试的时候总说我喜欢某个导师，面试我的那个老师本来觉得我挺好的，会不会又觉得我很烦，就会给我打低分（自动思维）。

Z：所以您看您都知道了，您的这种思维其实是害怕，害怕什么呢？

L：害怕老师会不喜欢我。

Z：对，更害怕老师如果不喜欢您，复试就会打低分过不了，所以您的自动思维是害怕，情绪是害怕，担心老师不喜欢您。

Z：这就是您的自动思维。所以大家一定要注意要点，一定要跟情绪相关，我们一定要找准。如果您没有找准，那后面所有的苏格拉底式提问都没有用。

案例五

Z：小浩（化名），您此刻参与讨论时的情绪是怎样的呢？

L：是愉快的。

Z：那感觉愉快的时候心里面在想什么呢？

L：在想前面几位同学提出来的问题，以及我该说什么。

Z：所以您其实是不知道自己要说什么。

L：对，确实我在想我是应该要说自己的问题，还是要来体验一下这个过程。关键是我是个菜鸟（自动思维），好像觉得我说什么问题都没有切入点（自动思维）。

Z：这就是您的自动思维。在刚才这一刻您描述的过程里面就是从实践到情绪再到情绪背后的自动化想法。如果说在日后和来访者的互动过程中，他本来是带着问题来的，然后因为一些场景或者等待时间的关系也会感到紧张。

L：那我应该用什么样的方式去提问呢？

Z：那个时候最重要的不是提问，是陪伴。

L：如果对方和我都不说话，那不是很尴尬吗？

Z：所以您很害怕这种尴尬是吧？

L：我觉得这种尴尬会很沉闷。对我们很多新手咨询师而言都很害怕这种尴尬，就像说到的这种沉闷一样，会显得自己特别不专业（自动思维）。

Z：这就是您的自动思维，尴尬就是害怕自己会显得不专业。这其实是两个层面，第一层面是今天我们引出自动思维的技术，第二个层面又存在着咨询的督导。面对沉默其实可以有很多种办法，第一种办法是等待沉默。第二种，您可以用眼神去鼓励。第三种也可以请他再多讲一点。第四种，您可以重复他的最后一句话，再回过去强化他的这一部分。第五种，您可以共情，表达出这种尴尬和窘迫会让您觉得有些惶恐，有点不自然。当然如果他的担心里面还有其他原因，比如说担心保密或其他的东西，您要做一些设定方面的解释，这其实都是可以的，在整个的过程中要呈现一种比较放松的状态。其实这种放松和您希望的那种从容还不完全一样，可能您希望的是能够去明白，去减少这样的尴尬。像我前面说到的五种方法您可以慢慢去练习，之后您就可以融会贯通，那个时候就没有尴尬了。

案例六

Z：最近怎么样？

L：最近还可以。

Z：这周有什么时候有情绪波动吗？

L：最近每天都是处于一种情绪波动中，可能前段时间工作上面、事业上面压力会比较大，然后感觉不能被周围的人理解，但是自己一直在坚持，这两天事业上有了一个比较好的正向的转机又让自己更加坚定，我自己好像一直是处于这种周围的人会给我带来负面影响，但是又想办法自己去尽量把这种情绪压制下去，然后再以积极的状态去面对。

Z：您这是一种反复的状态，自己会调整吗？

L：是的。

Z：您很在意别人的评价，并且会影响您的情绪波动？

L：对，其实主要是来自家人和亲人，就是说不是在乎所有人，可能是比较亲近的家人的理解和支持。（自动思维）

Z：您说没有得到别人或者家人的理解和支持，具体是没有得到谁的理解和支持？

L：都会有吧，伴侣还有父母。

Z：您可以具体一点吗？哪一个对您影响最大？

L：我感觉都差不多，可能伴侣会更多一点，因为本身不想让家人太担心。

Z：我听到您刚才讲到"不被理解"的时候长长地叹了一口气，那一刻您情绪是什么？

L：委屈。

Z：回家的时候心里在想什么？

L：觉得还是想把自己想坚持的事情做好，拿一个好的结果证明给他们看吧。觉得自己好像在这个时候任何解释可能都是多余的，可能只有拿行动，或者说结果才能刷新他们的认知，然后才能去改变这种现状。

Z：嗯嗯，所以他们不理解您的时候您会怎么认为自己？

L：我会认为是自己没有做好，没有做出结果来，让他们看不到希望，所以他们会这样不理解和不支持。

Z：所以您会觉得自己做得不好是吧？

L：对。

Z：所以您会认为自己做得不好，您就期待您应该做得更好。

L：对，我觉得可能拿一个结果来的话会更好地说服他们，当然我有时候也知道，我会觉得是自己的想法，包括方向应该是对的，但是可能他们的认知里面，他们可能没有接触这么多事情，他们的认知里面可能是求稳或者是怎么样的，所以他们不能理解我现在的行为。那么我只有通过自己的努力拿到一个比较好的结果了，才能向他们证明我这个选择是对的。

Z：嗯嗯，其实您心里还有一个期待，觉得他们应该理解您，尤其是您的伴侣？

L：对。

Z：所以当他没有理解您的时候，其实您蛮失望的？

L：对，我比较失望。

Z：而当他没有理解您的时候，其实您的补偿策略就是说，您希望自己能够做得更好，让他们真正去理解对吧？

L：对，对。

Z：您刚才说到，假如他们没有理解您，尤其您伴侣没有理解您，您会觉得自己做得不好是吗?

L:对。

Z:那我们假设一下,其实您前面已经做得挺好了,假如您做得真的不好,对您来说意味着您是一个什么样的人?

L:可能在做事情方面还欠缺坚持,或者欠缺一种努力,或者说是在做事的方法上还需要再学习,才会造成目前结果欠佳。

Z:所以您看这也是您想到怎么去改变的策略吧?

L:对。

Z:假如做得不好您会怎么认为自己?

L:那就是可能有惰性,或者说现在这样的处境可能就是老天爷他在给我敲一个警钟,告诉我如果您现在这样继续偷懒,或者说您不要去改变这个现状的话,那么您的状态就会一直这样,您想改变现在的状态,您必须要调整自己,改掉自己懒惰的毛病,或者去改掉自己身上一些不好的习惯等。

Z:看来您心里住了一个苛刻的人在批判您懒惰,您想一想如果您真的有这些不好的习惯,您会怎么认为自己?

L:我觉得我还是一个遇到困难或者不好的东西想要去改变它的人,让自己变得更完美。

Z:所以这是您的规则吗?

L:对。

·························END·························

由此次角色扮演的个案可知,认知行为疗法强调此时此地。比如前面来访者的叹气,咨询师要觉察来访者的话外之意,就可以判断其情绪背后的自动思维;其二是来访者的中间信念和行为,在此个案来访者中,因为来访者家人的不理解,所以导致来访者自己觉得自己要做得更好才能获得他们的理解,这就是补偿性行为;再是来访者的情绪委屈,失望。由此认知三角就构成了。

朱迪斯·贝克在2013年出版的《认知治疗：基础与应用》（第2版）列出了识别和引出自动思维的具体技术，总结如下（如图4-3）[①]：

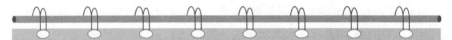

◎识别自动思维的基本问题：当时你心里在想的是什么？

◎识别自动思维的小技巧：

1.在会谈中当你注意到患者情绪转变（或增强）时间上面的问题。

2.让患者描述问题情境或体验情绪变化的一段时间，并问上面的问题。

3.如果有必要，让患者使用想象技术去描述详细的情境或时间（犹如现在真的发生一样），然后提问上面的问题。

4.如果有必要或有兴趣的话，让患者与你表演特定的角色互动，然后问上面的问题。

◎其他用于引出自动思维的问题：

1.你推测一下刚才你在想什么？

2.你觉得你会是在想_____或者_____吗？（咨询师举例两个似乎有理的可能性）

3.你是不是想象到可能会发生什么或者记起已经发生了什么？

4.这一情境对你意味着什么？（或谈谈你自己吧）

5.你是不是在想_____？（咨询师举一个与预期反应相反的想法）

图4-3　识别和引出自动思维的具体技术

---

① ［美］朱迪斯·贝克：《认知疗法：基础与应用（第2版）》，张怡等译，北京：中国轻工业出版社，2013年。

第四节　记录自动思维

思维记录表 1（三栏表）是我们在咨询的过程中常常会用到的一个工具，用来记录在特定情境下的自动思维以及自动思维所引发的情绪和它的强度，具体如下表 4-1。

表 4-1　思维记录表 1

情景	情绪	自动想法

◎情境的确定：何时、何地、何人、何事。

◎情绪的确定：体验到的情绪，可能不止一种。

◎自动想法的确定：在有心理感受之前，心里在想什么？为什么对您会是一个问题？会发生什么？为什么会让您烦恼？那会是什么呢？那对您意味着什么？

表 4-2 列举出了两个情境，读者朋友们可以将其填到三栏表中，并进行补充，用以做三栏表的练习：

表4-2　日常生活中的自动思维

情景	情绪	自动想法
我跟朋友约好一起去吃宵夜,对方因为工作的原因,最后一刻临时取消了	担心	是不是出了什么要紧事?他为什么总是这样? 我可以一个人享受双人套餐了!
你要去参加一个重要的约会或者重要的面试,然后你发现你马上就要迟到了	悲伤/焦虑/高兴	

三栏表可以对内观做一个深入的解读。内观讲到的是"看庭前花开花落,望天上云卷云舒",这就是观的过程。认知行为治疗第三浪潮里讲的正念,最核心的就是观。鼓励大家去观一观自己的感受和想法,然后把它记录下来。

第五节　自动思维的调整与评价

自动思维的调整与评价,主要是通过苏格拉底式提问来进行的。常见的有六问[①]（图4-4）：

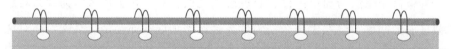

◎支持这个想法的证据是什么?

◎反对这个想法的证据是什么?有没有别的解释或观点?

◎最坏会发生什么（如果还没有想过最坏会发生什么）?如果发生了,能如何应对?最好的结果会是什么?最现实的结果是什么?

---

① [美]朱迪斯·贝克:《认知疗法:基础与应用（第2版）》,张怡等译,北京:中国轻工业出版社,2013年。

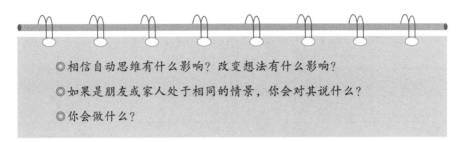

◎相信自动思维有什么影响？改变想法有什么影响？

◎如果是朋友或家人处于相同的情景，你会对其说什么？

◎你会做什么？

图4-4　常见的六问

　　咨询师评估来访者的自动思维的相信程度及情绪程度以后，才能决定下一步要做什么。咨询师要进一步地去讨论，有的时候甚至要由咨询师引出自动思维，或者让来访者意识到原来是这样一个想法在影响着我的时候，本身对来访者自身就是一种了解。

自动思维日记

　　表4-3是认知行为治疗里经常用到的思维记录表2（五栏表）[①]，读者可以每一天记录一个具体的时间、情境里有怎样的情绪，在这个时候所产生的自动思维是什么？这个时候合适的反应是什么呢？读者可以通过下面的苏格拉底式的这六个问题来问自己，做出一个合适的反应。看一看自己的情绪和行为会发生什么样的变化。

表4-3　思维记录表2（五栏表）

指导语:当你注意到你的情绪开始变糟,问问你自己,"此时我的脑中在想什么",同时尽快在自动思维这一栏里粗略记录下你的想法或者脑中出现的画面。					
日期时间	情景	自动思维	情绪	适合的反应	结果

①［美］朱迪斯·贝克:《认知疗法: 基础与应用（第2版）》，张怡等译，北京: 中国轻工业出版社，2013年。

帮助形成替代性反应的六个问题：

①有什么证据证明这个自动思维是真的？什么证明它是假的？

_____

②有没有替代性的解释？ _____

③可能发生的最糟糕的情况是什么？我能怎么应对？可能发生的最好的情况是什么？最现实的结局是什么？ _____

_____

④如果我相信我的自动思维会有什么影响？我改变想法的话会有什么影响？

_____

⑤我该怎么做？ _____

⑥如果_____(某个朋友的名字)在这种情景下,有了这种思维,我会告诉他/她什么？ _____

第六节　引出自动思维案例督导

接下来用一个具体的例子来演示如何引出自动化思维。认知行为疗法极为重要的一点是，要从来访者讲述的某个具体的事件中获得信息进行工作，但是初学心理咨询时，很容易被卷入这个事件的内部。咨询师需要做的是从事件里去找到来访者的情绪，找到情绪后，再尝试通过询问引出自动思维。当来访者有情绪时，可以尝试去询问其心里面在想什么，或进一步具体化，然后在具体化基础上，可以尝试多样化的引出方式，如更换一种询问方式、角色扮演、再具体化等。

案例分享

咨询师引出来访者自动思维（Z：咨询师　L：来访者）

Z：您最近几天有什么不开心的事情吗？

L：想跟咨询师聊一聊，帮我解决一下问题。

Z：能大概分享一下吗？

L：我主要有三个事情。第一个是关于时间管理的问题；第二个是关于目标的设定问题；第三个是我的人生规划到底该怎么走？

Z：三个问题，哪个是您觉得现在需要优先讨论的？

L：都是我需要解决的，而且其实都是相互关联的。先解决时间管理问题吧。

Z：好的，能具体讲是什么事件吗？

L：其实疫情这段时间，我是确定了自己的目标，我还是想考这个博士。我现在是一个高校里的老师，但是您知道吗？前些年我也没有专心致志地要评职称，但是现在我觉得评职称也挺重要的。然后我也准备想考博士，所以确定的目标是我要准备考试，要发表文章。我现在还读了硕士，明年要毕业。我家女儿8岁，我跟我女儿处得特别好，她让我感受到做母亲的成就感；和老公现在感情也特别好，我们俩也是大学期间自由恋爱走到一起的，挺不容易的。我想说，我确定了这个目标我肯定要考，可是我总是管理不好时间。我还经常不让孩子玩手机，我自己却经常玩手机，一玩手机时间就不知道上哪去了。我平时也没有什么娱乐项目，基本上都是上课、听课、学习……哦，我喜欢看电影，就像我昨天看影评，一个影评还没看完，一个小时就过去了。我就觉得我时间管理上特别不好，我想问问怎么样管理时间。

续表

Z：您的目标大概就是要考博，然后有比较多的一些事情。有比较多的学习压力是吗？

L：是，我好多事，我那天拿纸列了一下，我有十几个事情计划要做。

Z：在什么情况下您觉得您时间不是特别够用？

L：我这天天不够用，什么时候我都觉得时间不够用。

Z：您觉得时间不够用的时候，您当时是您自己有些什么想法呢？

L：我就说您看人家优秀的人管理时间怎么那么好，您看看我这还是自己不行，所以我看影评我就很有负罪感。然后我就觉得还是我不够优秀。按理说我挺睿智，我挺聪明，我怎么就是管理自己的能力这么差，所以好像对自己也有挺多的批评的。

Z：这些自我批评好像对您产生了一些影响？您觉得如果自己不是特别优秀的话，那您认为自己会是怎么样的一个人呢，这样的想法会对您造成什么影响？

L：我一直挺优秀的、挺努力的，我自己还不觉得会造成什么影响，可是我现在时间管理上就不行，我这有一大堆的活完不成。

案例督导

在这个案例中，咨询师有很明确的聚焦意识，能问出来聚焦性的问题："这三个问题，您优先解决哪一个呢？"，这个问题问得非常漂亮。第二个精彩的问题是"您能够说一说，发生了什么事吗？"这是具体情境，我们讲到自动思维的时候一定要记住，它跟具体情境密切相关。但到最后好像不太知道怎么问下去了。我们回顾一下咨询过程，发现实际上来访者的自动思维已经出来了，但咨询师并没有及时地意识到。这就是一个咨询师被卷入来访者所讲的具体事件中的例子。"时间管理不是特别好，我的时间管理不好"，这本身就是一个自动思维。然后她举出了具体的一个事件说有很多事情需要做，但是她还会再去刷影评，看电影。所以其实它具体的场景就是刷影评，刷影评刷了一个多小时，她的情绪是什么？她会有焦虑、着急、内疚、自责等一系列情绪。从她这几个情绪当中再聚焦，尝试以共情的方式去询问她："您感到很内疚、自责，您担心自己考不上博士吗？然后这当中哪一个情绪又是最影响您的？"之后我们再去聚焦，聚焦到情绪，她背后的想法是什么？

这就是前文中讲到的要点之一，就是您要以情绪作为基础，去引出自动思维。从这个例子中，来访者的自动思维比如一个是"我的时间管理不好"，一个是"我不够优秀"，就被我们觉察到了。那么接下来我们可以让来访者从这两个自动思维当中选择一个对她影响最大的，聚焦到对来访者影响最大的自动思维后，就可以开始进行苏格拉底式提问了。比如"您说您不够优秀，有什么证据支持您的这个观点？有什么证据不支持的吗？"然后让她去确定，当她焦虑时会做什么，是继续刷影评，继续烦躁吗？所以这样就会形成一个闭环，让来访者更加地自责，更加地觉得自己管理不好时间。所以她可能有一个现实因素，的确是可能跟时间有关系。在咨询后期，可以讨论"为了实现目标，怎么做能帮助自己管理好时间"，整条思路就继续下去了。其实情绪不仅可以帮助我们去发现来访者的自动思维，还能够去建立关系的一个最好的连接桥梁。所以在询问的时候可以采用很多口语化的表达，"您的感受是什么？""您的情绪是什么？""您心里边是什么样的一个滋味？"……这样我们会更容易找到这种自动思维。

第五章　中间信念

第一节　中间信念的界定和特征

中间信念概述

朱迪斯·贝克认为，中间信念是在认知层面上，来访者关于自身、他人及世界更深的、通常并不清晰的观点和认识；中间信念可以从来访者那里引出或推断出；且可以对其进行验证。但是来访者会认为自己的中间信念是已经经过验证的，所以会一直坚守这个信念。中间信念的目的是从负性核心信念激活带来的痛苦中来保护自己，是一个保护策略。一个行为刺激到个体，个体做出反应，形成一个短期的获益保护自己，但是短期的获益从长期来看可能是不适应的情况。[①]

举例说明，小明青春时期说话时容易脸红，有点社交焦虑，如果同学发现他脸红的话，小明会感到尴尬或者不好意思，对此，小明选择减少在公众场合发言。小明用减少在公众场合发言这个策略来保护自己，但这可能会导致小明无法在人际互动过程中去验证自己的能力，扩展自己的潜力，将来也许还会影响到小明社交人际关系和自我实现。从长期来看，这将是一个不良的影响，从这个不良影响的原因再往深层次看，就会找到小明青春期的自我，觉得自己不够好、不够优秀等，再从核心信念中去寻找。这其实就是一个核心信念激活带来的痛苦。

[①] ［美］朱迪斯·贝克：《认知疗法：基础与应用（第2版）》，张怡等译，北京：中国轻工业出版社，2013年。

中间信念的特点

每个人都有潜在的中间信念，中间信念包括态度、规则和假设。人会通过中间信念采取保护性的策略，所采取的策略就是行动，而行动则是个体按照潜在的假设态度和生活准则所采取的。

中间信念是比自动思维更深层、更不易接近的思维层面。之前提到自动化思维是跟具体情境相关的，而中间信念是跨情境的假设、操作规则或者关于自己、他人和世界的生活准则。中间信念已经跨情境了，也就是不局限于当下发生的情景。

中间信念可能源自核心信念，也可能不是。中间信念常用"如果……那么……""如果……就……"或者"一定""应该""必须"等语句表达。焦虑的时候其实就是"想要"和"应该"之间出现了冲突，这其实就是超我部分对个体的要求，只去想应该怎么做而忽略了自我。而"必须"情绪波动就会比较大。

中间信念不仅能把信念与行为和情绪连接起来，还能与行为进行连接，大多数人的行为就来自于中间信念。生活准则从哪来，很大程度是受家庭的影响，在与家人不断的相处过程中形成了无意识的一部分。早年的经历和家人的态度如果还要去探究，就可以从精神分析和家庭治疗等方面进行探究。一些早年的经历比如说母婴关系，母亲对孩子的影响也会内化在每个人心里。中间信念还包含生物学、家庭成长中的经历、社会、文化等各种因素，在各个层面上形成一套系统。实际上，规则也会发生改变，认为这些规则就像是有生命一样，它随着我们的家庭、时代和社会的变迁而改变。

第二节　中间信念的运作机制

中间信念的运作机制，来自最内在的核心信念——图式。一个人如果会有认为"自己能力不足"的图式，那么中间信念中的态度规则等也会受到影响。比如来访者可能会想："如果我认为自己能力不足，则会寻求督导的帮助，比如就咨询记录或者咨询录音向督导请教。"；而咨询师可能会想："如果我认为自己能力不足，我可能会有中间信念——我要保护自己，只要不让督导师看我的咨询记录，就没人会知道我是一个差劲的咨询师"，在这里，"我要保护自己"是保护策略，保护策略后实则是中间信念。

关于中间信念的运作机制中的具体事件认知模式，在早期经验中，核心信念便形成了，再是形成了功能失调性的假设，当有重大事件发生时，这些假设就被激活了，我们就会产生负性的自动思维，从而导致思维、行为和生理方面的反应。认知行为疗法中有两种模式：自我保护模式和自我扩展模式。

自我保护模式

自我保护模式来自元认知，也就是原型。当看见危险情境时，能自然地进化出与危险程度相匹配的能力和认知来保护自己。但在潜在的威胁过程中，或许会高估危险的程度，比如第一次看见老虎，可能会产生三种反应：战斗、逃跑或者麻木。如果每次看到危险，激活水平太高或是反复被激活的话，就会产生夸大化的认知。对于危险的相应解决措施依靠个人的资源，对危险的评估也受到个人的资源的影响。那么资源来自哪里？一个是包括自身内在的资源，比如应对策略；另一个则是从别人那里得到的帮助。如果当评估环境时，发现危险太大，而个人资源又很少，个体就容易变得焦虑和偏执，会拼命地战斗、不停地战斗。下面是一位女孩的案例。

这位女孩是一名译者，她始终觉得自己不够优秀，一直不断地在自我反思中学习、奋斗。然而在疫情期间，她突然发现原来和爱人在一起可以如此亲密，和女儿在一起也让她产生了一种做母亲的满足感，她对她女儿说："如果时间倒退，我愿意成为你的朋友。"我问她："您想和您的女儿成为朋友，那么您知道怎样才能和她成为朋友吗？这需要两人一起玩耍。可是您现在主要的精力在于学习，我不知道您怎么才能陪伴您的女儿，成为她的朋友。"她说："我一定要成功，即使在亲密关系中，我也要实现我的目标。"我问："您要解决什么？"她说："我想知道亲密关系怎样才能够激励我更好地实现目标。"

这位来访者以"不断奋斗"的行为方式来减少"自己不够优秀"带来的焦虑感，以此来保护自己。但她在跟咨询师讨论的过程中，领悟到她外在有很多资源，如自己的家庭支持和跟女儿的亲密关系，其实不需要一定是"优秀"才能得到。

自我扩展模式

自我扩展模式是指每个人都有一个主观价值和目标达成结果，都期待自我扩展，这些期待由条件和信念构成，可以增加个人的价值。如果个人的地位有所提升，比如经济地位或者社会地位，那么正性的自我强化就与快乐和提升自尊有关，而负性的自我扩展就与痛苦和降低自尊有关。每个人都有理想，但是有时期待太高，难以实现，就容易让自尊受到伤害，如果感到痛苦，就会明白自己应该降低标准，调整状态。如果仍旧坚定不移地想要实现最开始的目标而又达不到，将会十分痛苦，期待一旦落空，可能会因为痛苦而感到抑郁。自我扩展这种模式包括自我的发展"我是有地位，同时还有责任的人"，这些责任其实就是一些行为规则。当满足感消退时，比如当达成目标之后，或者工作太繁重时，又或者别人有需要的时候，要学会平衡，如果每天扩展要求的目标太高，那就很有可能会产生问题。[1]

---

①A. Aron et al.,"Self-expansion Model of Motivation and Cognition in Close Relationships and Beyond,"*Blackwell Handbook of Social Psychology*: *Interpersonal Processes*,2003,pp. 78-501.

假设A立志成为一名律师，并对这个结果赋予了非常高的价值，这就是自我扩展。A看重这件事，于是就有了条件信念。条件信念就是假定的结果，"我要当律师"，这个期待组成了条件。条件信念如同一个数学公式在A的脑海中呈现："如果自己成为了一个律师，就成功了。如果成功了，未来将会过上安逸的生活，那么我的父母也会为我骄傲，自己也感到很骄傲，人们都会尊重我。"这是一个正面的结果，当然也有反面的。或许情况就会是这样，A想："如果我失败了，我的父母将会失望，我也会难过。"一旦出现负面信念，A会伤心和抑郁。下面还有一个案例，某学院的一位学生说："好多同学比我优秀，我学业不行，我要比他们优秀。"但是，他在第一学年表现得并不好，因此他的自我形象降低了，并开始怀疑自身能力，对于完成学院研究生学业的自信也降低了。这一套驱动目标性设定的信念体系包含着什么？如果我做得好，每个人都高兴，但如果我失败了，那就证明了我不太聪明。

与情绪的互动

曾有一位38岁经常被母亲殴打的来访者，我问："打得严重吗？"她把衣领稍微往下拉了拉说："老师您看。"我看到她衣领后都是红红的血印子，她又说："我后背上也全都是伤……让谁改变都有可能，让妈妈改变是不可能的。"听她叙述完后，我怀疑她母亲比较偏执，或许患有边缘型人格障碍，而这位来访者只能小心翼翼地躲着她的母亲。系统中只要有一个变量发生了改变，就能带动其他变量发生改变。对此，我是如此回复她的："您已经38岁了，要学会保护自己。"

这位来访者有一个7岁的女儿，女儿是她的底线，她不想让女儿看到母亲殴打自己的场景，可是她女儿看见了，她因此感到痛苦。这意味着她一定要有所改变，那么她可以做哪些调整呢？

人的信息加工系统中的想法包括自动思维、中间信念和情绪是互动的，比如情绪是焦虑和悲伤的，会产生消极的想法，而后身体会感到沉甸甸的，或是感到心跳过速，或者胃痛，最终会做出相应的行为，比如沉默寡言，又或者忙于事务，这就是内部的加工机制。想法是从身处的情境中来的，情境、想法、躯体感觉——也可以称为内感觉、情绪以及行为，它不是单独产生的，单线条来自更大的系统，大的系统中有许多影响因素，包括个人的成长经历、遗传因素和家庭因素，还包括文化和社会因素等。

家庭的规则是怎么来的呢？家庭有很多规则跟社会的规则有关。比如说现在有很多父母觉得孩子考试没有考好是一件丢人的事，为什么呢？因为社会上大多数的家长都希望孩子能取得好成绩，望女成凤，望子成龙这本身就是社会的规则，这些社会的规则又和中国的传统文化有关。文化在沉淀的过程当中形成了很多的规条，比如孝道、儒家文化、道家文化和佛家文化等。任何一个种族和地区都会有特有的文化特征，这个时候规条就不仅是规条了，更成为了一种思想、精神和信仰。所以我们不能把西方的认知和规条简单地照搬到中国的文化制度里，我们还需要去做更深入的探索和思考。规条本身是有意义的，它也是我们适应内在和外在生活的一种重要方式。

实际上，规则无处不在。比如很多要求完美、对自己苛刻的人，关于"必须"的规则就很多；学生给自己设定了"必须怎么样"的规则，却没有达到目标，内心非常痛苦，最后采取厌学来回避。

第三节　中间信念的识别

识别练习

接下来给大家介绍有关中间信念识别的相关内容。这个识别适用于个人体验练习，主要有三步（如图5-1），具体的操作还需要你不断地练习。

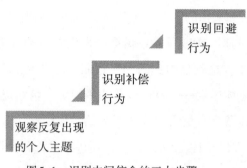

图5-1　识别中间信念的三大步骤

第一步，使用五栏表去看反复出现的个人主题。五栏表可以用来记录每一周情绪影响最大的一个事件，比如今天特别难受，可以记下相关情绪，透过情绪去看思维是什么，行为是什么，应对反应是什么。通过更多的记录，您就可以发现原来在这里边有一个中间信念——我应该怎么样，我必须怎么样，我的规则是什么，如果不那样我会怎么样，如果那样我会怎么样，这是第一个非常快的策略。

第二步，识别补偿行为。补偿行为就是我们会采取一些重复的行为和一些僵化的应对策略，目的是补偿个体不想要的感受和想法。重复行为和僵化的应对策略叫作典型的补偿行为。比如努力追求完美。

第三步，识别回避行为。回避的对象源自内部，比如情绪也源自内部，有时回避的是情绪，有时回避的是不想见到的人、情境或者感受。其目的还是保护自己避免痛苦和困难。回避行为包括长时间地沉迷于网络、药物、酒精、电视或者是远离人群，人际冲突的时候选择退出。比如孩子惹我生气，我选择忍着，或者夫妻之间有矛盾我选择不说，但这并不是一个健康的处理方式，回避的内容依然存在。

找准中间信念

那怎么样寻找中间信念呢？可以运用前文图5-1提到的三种方法来做一些日常练习。

如何识别中间信念呢：（如图5-2）第一，中间信念很多时候是以自动思维的方式表达出来的，朱迪斯·贝克（2013）在《认知治疗：基础与应用》里面提到：来访者可能会直接将一个中间信念以自动思维的方式清晰地表达出来，尤其是在抑郁的时候。比如问学生取回试卷的时候脑子里面在想什么？学生可能会说："我应该做得更好，我什么都做不好，我好无能。"在这里学生把自己的想法讲出来了——"我应该做得更好"就是其中间信念，"我什么都做不好"则为核心信念。第二，提供假设，提供假设的问题像"如果什么会怎么样"。第三，直接引出一个规则和态度——您给自己设定的规则是什么呢？比如"在您心里，一个好人应该是什么样子的？"。第四，使用箭头向下技术直接引出，垂直下降技术也是经常用到的。第五，在自动思维当中去寻找五栏表的几个主题，就像在树叶中找树干一样在自动思维当中去寻找背后的共同点。第六，直接询问，"如果这样会怎么样呢？"。第七，通过信念问卷去发现在填写问卷后变得更清晰的部分。[①]

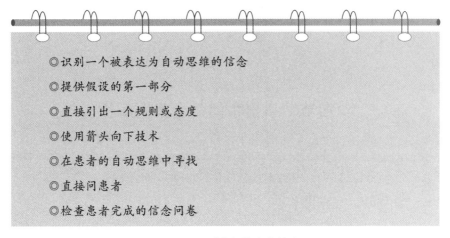

图5-2　识别中间信念的策略

---

　　① ［美］朱迪斯·贝克：《认知疗法：基础与应用（第2版）》，张怡等译，北京：中国轻工业出版社，2013年。

认知行为治疗强调聚焦，聚焦于来访者最重要的中间信念上。咨询师通过使用聚焦来识别来访者的中间信念，并且决定是否让来访者明确该信念，该信念对来访者的影响是怎样的？影响范围有多大？在此之后，对来访者进行有关信念的教育，也就是在识别重要信念后，找到其非常相信的信念并对之进行本质的教育，以此来强调来访者心中潜在的信念。这就是信念习得，在这种学习过程中，信念是习得的，是不断被强化的，信念是可以进行修正的。咨询师需要了解到来访者习得了什么？是什么信念使来访者得到动力坚持到现在？而最常用的一种动力维持信念的方式就是补偿行为策略。

然而在关系没有完全建立的时候，不要轻易去尝试箭头向下技术，因为来访者也会有自己的知觉并且思考咨询师的目的，从而来访者的回答也可能是经过来访者自己加工后的不真实的回答。此时，咨询师需要更多地体会来访者的情绪，注意与来访者的情感连接，建立关系，注意节奏，把握时机。心理咨询中还有最重要的一个原则叫作不伤害（No Harm），即不要给来访者造成第二次伤害，这也是注意把控咨询节奏，注意来访者情绪的原因之一。

第四节　引出中间信念案例解析

接下来将会总结有关中间信念的知识，随后将会展示一位老师和一位学员引出中间信念的示范。

案例分享一

中间信念的引出及矫正（Z：咨询师　L：来访者）

Z：晚上好。明天又是周末了，一周即将结束，不知道您这一周工作生活是否开心？

L：挺开心的，回顾这一周，我感到自己是积极的。最初我害怕自己难以应付女儿上学这件事，没想到我认为自己适应得还不错。我早晨5：30起床为她准备早餐，然后送她上学。虽然紧张，但是我仍然积极地应对，我认为这是很好的，只是每天早上5：30起床有些辛苦。

Z：我认为您是一个非常称职的好妈妈，我也能感觉到您对女儿的付出。虽然有些辛苦，您也感到了欣慰。您平时工作会不会特别忙？是不是每天都因为工作而没有闲暇时间？

L：这就是我现在坐在咨询室的主要原因。我想知道我应该如何管理自己的时间，似乎每一天时间都不够用。我现在攻读心理学硕士学位，我发现老师们的时间管理十分优秀，他们不仅要讲课，还要兼顾科研、咨询，但他们的时间管理很好，能够在一个领域中深耕细作。而我感到自己没有取得什么成就，因此感到紧张。我也为自己制订了计划，但是制订的计划并未发挥实际的效用。我每天早上制订计划，不像老师们有长期计划以助于在一个领域中扎扎实实做成绩。我最近在看查理·芒格（Charlie Thomas Munger）的书，学习他的时间管理。他在书中讲，对于投资，要把鸡蛋装在一个篮子里；那怎么做好时间管理呢？我们应该把目标集中在一件事情上，它才能实现。我跟随着一位做项目的老师，他有意收我做他的博士，因此他为我列了书目，我感到自己得到了老师的认可，每天需要处理的事情特别多，可是我仍旧控制不了自己，老是刷手机看影评，一看就是一个多小时，时间总是不够用。

Z：听您的描述，您每天的确将时间分配得很满——早上5：30起床为孩子做早餐，上班、抽出时间读书以及用于其他事情。通过您的描述，我能够感受到您认为自己的时间管理并不十分有序，那么您有没有思考过在对自己时间管理不满意的背后，在刷手机和看影评时，您那时的内心感受是什么呢？

L：当时看得停不下来，可是一放下手机我就自责，我感到特别懊悔——这一个多小时又没有了。

Z：原来您当时会有自责、懊悔的情绪，而且您也意识到了自己的情绪，对吗？您觉得在自责懊悔的情绪背后，有没有对自己不是很满意的念头？

L：是的，我一直不满意自己，我对自己的时间管理特别不满意，否则我现在就不会坐在咨询室里。

Z：但是我们每个人的时间精力都是有限的，您忙了一天，如果能有一个时间段去刷刷手机，看看影评，您认为这对您会有很大的影响吗？虽然一个多小时没有了，但是如果您用这段玩手机的时间去忙碌其他的事情，您会很容易陷入很疲惫的状态，那么您觉得这样的结果跟您预期的效果一致吗？

L：不会一致，但如果我玩手机的一个小时能够省下来，那么我可以完成很多事情。

Z：虽然一天有24个小时，但是大脑的运作，包括体力、精力，并不能像橡皮筋似的一直紧绷着，它是有弹性的。实际上当我们放松之后再投入到学习，或是投入到其他的事情中，效果会不会更好呢？如果您每天强迫自己不要刷手机和看影评，您觉得您会有什么样的感受呢？

L：不刷手机不看影评，我也有许多事可以做。我可以看书、做课题、陪孩子玩、带学生，都是有意义的事情，我还有许多其他的事。所以如果能够省下一个小时，我能做许多事情。

Z：在您的心中，您觉得学习以及给孩子做早餐是有意义的事情，刷影评或者是做与工作、学习、个人成长没有关系的事情，您觉得是没有意义的，把时间花在这些事情上面就是浪费。您是不是这样想的？

L：是的。

咨询师分享

我感到在整个过程中不是我引导来访者，而是来访者在反向引导我。来访者最初说自己时间管理较差，在这时，她的情绪是对自己的不满意，这已经表现出来了，特别到谈话最后她已经说明白了，刷手机看影评这些行为在她的信念价值观中不是正面积极的，所以她做这些事情时会有负罪和自责的感觉，因为她认为这些事对个人成长是无益的。

当问来访者，"当您这个作业做完的时候有什么样的想法？"接着她大概说了最少还有5~6分钟的"我做得不太好""我应该提前做""我的计划性差""我缺乏大方向"和"我的行动力差，没有落实"等。我稍微暂停了一下，说："我们稍停一下，您有没有觉察到，我刚刚问您的时候，您有什么样的感想？"她说了一句抱歉后就又开始说。我说："我们再停一下，您刚刚说了一句抱歉，当您说抱歉的时候，您想到什么？"她说："我没想到什么"，……之后我们画了一个认知三角，走到了她的核心信念，核心信念里有"我爸爸从来不认可我，我也不认可我，即使是双硕士我也不认可"。这就是一个此时此刻的用法。

来访者分享

咨询师很好，声音很稳。越和我沟通到后面，心理压力越大，这是因为咨询师想把我的信念纠正或者是矫正过来。咨询师无论是从哪个角度，都是希望我能够更好，这一点相信咨询师自己也感受到了。谈话进行到后面咨询师会越来越着急，其实咨询师的急就是来访者的急，这是我给咨询师传递过去的情绪，因为我感觉着急，感觉压力大。咨询师其实可以从这种体验出发向我提问，可以问我："我怎么觉得现在听了您的情绪，心里好像挺着急的？您有这样的情绪吗？"得到来访者的回答后可以继续问下去："当您有这样的情绪的时候，您想到了什么？"如果来访者回答说："我每天都干不完活。"咨询师可以问："如果干不完，那么会怎么样呢？""您有什么样的信念？""必须要把工作做完，是不是？"等。感谢咨询师的勇气和认真，让我们能够看到大家对认知行为疗法的热爱。尤其是咨询师的勇气，即使在之前没有系统地学习过认知行为疗法，但是立马参与到了练习中来，我认为这是特别重要的，学习的机会要靠自己多加争取，我们就是在不断争取的过程中去学习、演练、成长、实践。

案例解析

首先是要聚焦到一个事情上去，聚焦到此时此地。一般此时此地就是指来访者这周的情况，不用管几年以前的事情，暂且专注于这一周的情况。然后看一看是什么样的事，通过这件事找到背后的情绪，再通过情绪找到背后的自动思维或中间信念。找到了自动思维就可以去推导或者引导，再或者是通过其他的方式猜测，然后经过来访者确认，从而得到中间信念，有的时候也可以直接问来访者。可以掌握几个能够引出的技术，再一步一步地往前走。

案例分享二

咨询师引出来访者的中间信念（Z：咨询师 L：来访者）

想一想在这个过程中看到了什么，学习到了什么。

Z：这一周怎么样？过得还好吗？

L：还行，挺好的，我也试着看一看女儿上学以后怎样安排生活。我觉得我应付不了，但是还行，虽然紧张，但是还都不错，过得挺平静的。

Z：所以您本以为您脑子里有一个念头，觉得自己应付不了，但是事实上发现您是可以的是吗？

L：是，我有点紧张，我自己本来还害怕时间不够用。

Z：所以事实的结果是什么样子的呢？

L：事实还挺好，女儿真的很懂事，自主性特别强。

Z：所以当您想得还挺好时，您的情绪是什么样子的？

L：我挺积极、挺高兴的，我真觉得什么都挺好，老公包容我，女儿又这么懂事。

Z：当您有积极情绪的时候，您的行为会怎么样呢？采取了什么样的行动呢？

L：挺开心的，这星期我又去找了过去想报考的老师。我跟老师说了，老师让我现在参加他的项目，还给我列了一大堆书目，看起来是有希望的。关于我考试的事情是吧？我觉得老师对我印象挺好，他蛮认可我。

Z：所以您看这就是我们前面讲到的认知三角，女儿要上学，您有担心。担心是什么，害怕自己无法适应。但是事实上，您是可以的。这时候，您的情绪是怎样的？是积极的，而且也积极地采取了行动。

L：行动我觉得我确实是更主动一些。

Z：对，更主动，所以环境当中老师也会更加愿意，会给您一些支持，是吧？

L：是。

Z：这就是我们的情绪和行为对这个事件的解释和认识，对吧？好的，我们了解到了您积极的、好的这一面以后，这周还有什么困扰您的问题吗？

L：这周我依然觉得管理不好时间。这周，老师给我列了书目让我完成阅读任务。然后又有人联系我，让我去报考咨询师，我也很心动。但是，仔细一想这不又给自己增加了事情做吗，顿时觉得时间更不够用了，矛盾突然增加了很多。

Z：是，更进一步强化了"我时间真的管理不好"这个想法，是吧？

L：对。我老公说，你有那么忙吗？

Z：所以当您老公这样说的时候，您是怎么认为的呢？

L：我觉得他说的是事实。

Z：您还是对自己时间管理这一部分不满意。

L：相当不满意，其实我也觉得他说的是对的。

Z：所以您给自己关于时间管理的期待是什么呢？

L：我期待自己能把事都做得井井有条，我也期待自己能专注地做一个事情，能把精力都放到一个事情上，把它做得特别好。

Z：所以您给自己的期待是，我要把事情做得井井有条，这是您给自己设定的规则是吧？

L：对，同时我觉得自己就应该把每件事情做好。

Z：当您给自己设立这样一个规则后，心情会怎么样？

L：觉得挺好的，但是挺有压力的，让我想起了我爸从小跟我说的"你得把事情都做好"。

Z：原来您的规则是跟爸爸对您从小的教育这一部分是有关系的，是吗？

L：我爸是一个退伍军人，对我要求特别严，我现在看到他都会感到害怕。在我小时候，他为了训练我，要摔跤的时候从不扶我，还曾把我的头摁到水里，说是为了让我体验和锻炼。

Z：您讲到爸爸这一部分时，我能感受到，在您成长的经历中有很多的委屈。

L：对。好像我怎么努力，也达不到他的要求。

Z："我怎么努力也达不到他的要求"，这是您更深一层的想法对吧？如果您达不到他的要求会怎么样？

L：如果达不到他的要求，我会感觉我的价值感很低。

Z：价值感低。

L：对，我会觉得自己成为了我爸常说的那种人。

Z：所以您有一个假设，"如果达不到爸爸的要求，我就是没有价值的"。

L：对，如果我达不到他的要求，这对我来讲是一件很可怕的事。

Z：就像成了爸爸心里描述的那个负面角色，是这意思吗？

L：对。

Z：好的，让我们来看一看这几项中，您觉得哪一个方面对您的影响更大？

L：规则当中的总结信念。我爸说我做什么都没有记性，是一个做事没有记性，东一下西一下的人。我觉得我好像确实就是那样的人。

Z：所以在您心里有一个大大的规则，天生苛刻地要求着您，让您很有压力。接下来关于这一部分，我们好好讨论一下关于您的规则、您跟爸爸的关系应该可以吧？

L：行。

······················END··························

总结

在整个过程中，咨询师循循善诱，通过来访者自己对事实结果的陈述，在情绪背后一步一步地去引导她、帮助她，让来访者看到自己在情绪背后的思维和真实的想法。这个过程是一个循环的，先聚焦在一个具体的事情上面，通过这个具体的事情找到来访者当下的情绪，在情绪背后去引出来访者的信念，所以实践和理论是完全不一样的。核心信念是个人不愿意去触碰的，来访者是有伤痛的，有创伤性体验的，还有恐惧、无能、感觉自己不被别人喜欢等，所以保护的其实是自己心里最弱的心灵，曾经经历的伤痛或恐惧。那么这一部分是要通过中间信念以及其所带来的行为模式，即穿一件外衣来适应现实的世界和关系，所以中间信念保护的就是这一部分内容。在日常临床工作中，中间信念不一定必须成为工作焦点，如果能直接触到核心信念，就不用去盲目寻找中间信念。但是这种思维是需要的，因为如果一开始就直达核心信念的话，会走不下去。核心信念受到层层保护，在认知三角当中，认知部分一般是聚焦在自动思维，然后在很多时候就直接深入到核心信念了。

第六章　核心信念

第一节　核心信念概述

探索认知就像是剥开一个洋葱，一层一层剥到核心，现在我们已经剥到了认知行为疗法的核心信念部分。如何去识别、评价、矫正负性的核心信念，就像探索冰山一样，也需要一层一层地往里深入，这不仅可以应用于对来访者的工作，也可以应用于矫正自己的负性认知。来访者出现了什么问题？什么是核心信念？核心信念是怎样被激活的？它会怎样影响情绪、认知、生理和行为？核心信念的分类是什么？……认知行为治疗最大的一个特点是基于实证，这也是精神科医生非常欣赏认知行为治疗的一个原因，同时也是认知行为治疗能够被普遍使用的原因。

每个人都渴望美好，在生活中希望感到充实和满足。跟人互动时，是充满信心的，互动的人是可以值得相信、去共同建立连接的。看到笑容的时候，会知道明天是美好的，未来是值得期待的。一觉醒来后，知道今天会发生好事。所以会看到核心信念是这样的一个设置。当模型确立之后，会看到适应的状况和不适应的状况是什么。当不适应状况的时候，核心信念一旦被激活，就会有对自己内在的攻击，可能会抑郁，然后会用敌意攻击他人。在人际中会发生争吵，然后认为别人都是比较自大的，或者别人都表现出了要贬低我这样一个架势。所以会觉得这个环境不安全，要么进行攻击，要么就开始逃跑。所以看到虽然适应和不适应是两极情况，但更多的时候是处于两极之中，也就是说当被激活了以后，就会有不同的适应性的行为或者不适应性的行为，它不是绝对的。

核心信念是什么

核心信念是怎样界定的呢？亚伦·贝克认为，核心信念是人们对自己、对世界、对他人、对未来最基本的理解，是绝对的、无条件的信念[1]。核心信念每个人都有，我个人认为，支撑我们更多的是一个人的核心价值观。有的时候我们会忘记自己是以一种什么样的状态，或者是我们应该以什么样的一种方式存在于这个环境中，其实这就是一个核心信念。

核心信念的特点

人们往往都认为自己的核心信念是正确、验证过的，人们产生的任何行动实际上都是有理由的，这是确信的。对一些有心理障碍的来访者来说，他们的核心信念容易跟功能失调和负性有关。

核心信念分为正性和负性，但是正性和负性不是绝对分类。当一个人产生了负性信念——当遇到非激活事件时，这个信念会对其行为产生负性影响，这就是负性的核心信念。核心信念一般是包括对自己、对世界、对他人、对未来的核心看法，对自己的时候一般会有三类——认为自己没有能力；不招人喜欢；或者觉得自己没有价值、对别人来说没有任何意义。

核心信念会影响我们在不同情境下的行为和情绪反应。比如在一个团体里，有一部分人始终无法融入到团体中，这其实是情绪—行为模式，这部分人可能会认为人和人之间是不安全的。强烈的持有对自我，对他人和世界一个无条件的信念是核心信念。核心信念哪来的？它的发展常常受到童年经历中重要他人和创伤经历的影响。

第五章最后讲述的案例中，来访者表现出来的形象是非常欢乐的，讲到老公和孩子也非常幸福开心，但是当她讲到爸爸时，就会想到受到创伤

---

[1]Aaron T. Beck, "Cognitive Models of Depression," *Journal of Cognitive Psychotherapy*, 1987, Vol. 1: pp.5–37.

的那一部分记忆，产生了"我不是被爸爸爱着的孩子。爸爸对我是不认可的"的想法。

核心信念有有益的也有无益的，需要调整核心信念，或者通过图式来矫正核心信念。图式基本上不会让来访者有彻底的改变，但是它会让障碍发作的次数和强度，以及痛苦程度和可能性减少，这个是一个很重要的部分。

核心信念的机制

核心信念的机制是怎样的？核心信念在激活时会产生中间信念，同时自动思维也浮现出来，那些短暂的想法会马上表现出来。这些想法会导致我们的情绪、行为或者是生理上发生改变。比如一个来访者在写开题报告时遇到了困难，突然就不写了，因为来访者生出"我相信我写不出来"的想法，为了支撑这个想法，"不写了"的行为便产生了。这就是关于核心信念，也是说图式的运作机制。外界有一个扳机点，任何事件都可能会造成一个扳机点，这个扳机点是什么意思呢？可能是对方的一个白眼，也有可能是您走到了这个环境里突然心里一紧，也许是让您想起小的时候您曾经受的创伤。这个扳机点和什么互相运作呢？跟个人的敏感性和既往的创伤经历等相关。有些个体比较敏感，当遇到扳机点的时候，就会激活有关的神经系统；有些个体曾受到某些伤害，对相似的伤害性场景容易成为触发负性情绪的扳机点。

当把注意力集中在某个消极的情绪时，就容易忽略其他积极的情绪体验。注意力会有一个放大的作用，会让人无限扩大、遐想一些灾难化的想法。像有位来访者讲到自己的焦虑时，她说："万一我儿子突然没了怎么办？我老公抽烟，他的身体不好怎么办，然后我想我父母要是死了，我怎么面对？我都没法面对。"我说："你父母现在还活着吗？"她说："活着"，每天她会在心里想很多事情，并把一些事灾难化，她会想到自己的亲人都离开她时的情景，接着她的认知图示开始做一种偏差式的解释，导致了心理上的障碍。

核心信念的分类

朱迪斯·贝克（2005）曾经把核心信念分成了三大类，与无助（Helplessness）相关的、与不可爱（Unlovable）相关的、与无价值感（Worthless）相关的。[①]

第一类是无助类信念。主要表现有三个：第一个是认为在完成某件事中认为自己没有能力，比如产生"我没有能力，我任何事情都做不好"的想法；第二个是认为在保护自己或保护重要的他人这方面没有能力，比如产生"我是个受害者，我会受到别人的伤害"的想法；第三个是在成就方面，尤其是在跟别人作对比时，认为自己的成就方面不足，比如产生"我是一个失败者，我什么都比不过别人"的想法。

第二类是不可爱类型。有这种类型核心信念的人通常会认为是因为自己人格中的某些特质或者自己外表的某些特质，导致自己不被他人喜爱，不能和他人建立深层次的连接。但同时，有这种核心信念的人，本身又会非常渴望和别人有一个亲密的连接，这种冲突会导致很多痛苦的情绪。比较常见的不可爱类型信念是比如产生"我跟大家合不来，跟别人相处我会被拒绝，我可能会被抛弃"等想法。

第三类是无价值类信念。常见的信念如"我很坏，我会给别人带来厄运"等。无价值类特质，就是认为自己很坏，会给别人带来厄运，或者认为自己是会犯罪的。这种核心信念的人在电影里面比较常见。

亚伦·贝克（2014）提出很多心理健康类的疾病都可以简单地概括为行为策略。即在特定的环境刺激下，特定的信念被激活，为了应对这样被

---

① J. S. Beck, *Cognitive Therapy for Challenging Problems: What to Do When The Basics Don't Work*, New York: The Guildford Press, 2005.

激活的信念而采取的一些非适应性的行为策略。环境的刺激就是症状的一个触发因素，而被激活的特定的信念，就是症状发生的机制，非适应性的行为策略就是症状维持的一个因素。[1]

以抑郁症为例，触发抑郁症的环境刺激就是在人际交往中被拒绝或失败。这种环境刺激激活的信念，一般是和自我相关的。比如"我做什么都做不好"的自我信念所触发的应对策略，也会有行为上的变化，比如在社交生活中的回避行为。再比如说广泛性焦虑的触发因素就是对未来的不确定的预期，这个不确定性触发的是一个灾难化的预期信念，例如未来一定会有一些不好的事情发生。这个信念一旦被激活，就会触发安全性的行为，比如说回避、拖延、寻找别人的认可或者过度的计划却不付诸行动，这些都是安全性的行为。

如果一个人的核心信念是认为其他人是不值得信任的、都是评判我的、都是危险的等。这个人对他人的看法，可能会和别人的核心信念产生偏差，产生"别人都会伤害我，他们都会来控制我或者是操纵我"的想法；可能认为自己比其他人更优越，或者认为其他人都是有失体面的，产生"你的价值观跟我不一样，所以你的价值观就不行"的想法；可能认为自己比别人好，会经常评论别人说"那人不行，价值观不行、道德感低、做人太差"等。对自己的看法通常有三种：一是不可爱的——害怕内部有阻止自己从他人处得到爱与亲密的能力，比如产生"我不适合、我不行，我不可爱，老师不喜欢我，我不受人喜欢，我没什么能给别人的，我也做不出什么贡献"等想法；二是产生"我没有吸引力，我肯定会被拒绝"等想法；三是认为"我可能会被抛弃"，比如"为什么受伤的总是我""我是没有力量的，我做不到，我是弱小的，我根本控制不了，我比不上别人，我是个失败者"等。

---

[1]Aaron T. Beck & E. A. Haigh, "Advances in Cognitive Theory and Therapy: The Generic Cognitive Model," *Annual Review of Clinical Psychology*, 2014, Vol. 10: pp. 1–24.

现在给大家一个练习去反思，一个部分和您的过往能够结合起来，并能在心里产生触动。这个练习是：在人生最低谷的时候，有一个核心信念被激活了。那么这个信念是特定的还是跨情境的？是当时针对那个事情还是说针对长期的所有事情都有？核心信念持续了多长时间？需要多长时间能重新回到让您感觉到有信心和能力的信念？也可以说它被激活多少次，频率是什么？

第二节　核心信念识别与调整

引出核心信念

核心信念的引出要注意方式方法。不当的核心信念引出方式和节奏不仅不会帮助来访者，还会适得其反，给来访者带来创伤性体验。咨询师可以从中间信念的识别开始，中间信念就像来访者核心信念的保护壳，引出中间信念后再过渡到核心信念就会减弱对来访者的继发性创伤。一般在5~8次咨询后建立的咨访关系就会比较稳固了。

朱迪斯·贝克（2013）总结了引出核心信念的方式：第一种方式是需要识别一个被表达为自动思维的信念，很多来访者的核心信念是以自动思维的方式表达出来的。第二种方式是提供假设的一部分，加入提供的假设，假设来访者担心的部分内容对其意味着什么。第三种方式是直接引出一个态度或者规则，在规则和态度的基础上，给自己的规则是必须要做的事情，做每件事都要井井有条，再通过箭头向下技术深入提问。[1]

引出核心信念之后，如何去矫正它呢？向来访者呈现核心信念时，是当您已经收集了足够的资料，提出了有关的核心信念的假设，并且假设来

---

[1]　［美］朱迪斯·贝克：《认知疗法：基础与应用（第2版）》，张怡等译，北京：中国轻工业出版社，2013年。

访者能够充分地接受它时。咨询师可以尝试对来访者提出其个案概念化，当然也可以和来访者一起回顾在不同情境中出现的自动思维，然后请来访者总结出一个基本的模式。

图式作用是什么呢？例如一位来访者表示"我真的很差劲"，产生了"我都这么差劲了，那就不用去做这件事了"的想法，于是有了回避行为，而外界环境里的人看到来访者不学习不做作业的行为，则会认为"这是个差劲的人"，因此来访者就会更加坚定"我不行，我很差劲"的想法。图式的运作则是通过来访者的想法和行为作用于环境中，作用于自己，反过来又进一步验证了来访者的环境。

纠正核心信念时，要看到核心信念在成长过程中是如何被维持下来的，维持的动力是从哪里来的？了解这些内容后，来访者可以尝试使用多种策略去改变这个想法，尝试以比较现实的方式去看待自己。在这个工作阶段，非常重要的一环是向来访者阐述清楚其核心信念得以形成和保持的整个模式，这有利于调动起来访者自身的动力去改变原有的不良信念，并增强来访者的自我觉察。当负性的信念再次被激活时，来访者能够明白整个激活原理，再从自身内部调动资源去觉察、调整。所以纠正核心信念的要义，在于相信并激发起来访者自己的内部能量。

发展核心信念

当来访者不能去表达自己内心想法时，咨询师可以和来访者一起在心里设计一个新的、比较现实的、良好的经验，并且指导来访者接受这一新的经验。要想纠正负性的信念，需要不断地通过前面的自动思维慢慢积累出来访者正性的内容，并及时去强化。强化新的核心信念，一般在治疗开始时，咨询师通过提问，有意地去引出来访者的积极资源，咨询师也可以告诉来访者其所具有的积极资源。

一般情况下，鼓励是通过启发式提问进行的，具体来说，可以通过苏格拉底式提问启发来访者自己看到，因为如果是通过咨询师给来访者传递积极的信息，来访者可能会对这个信息进行自动化的消极加工。但是如果启发来访者自己去思考、去看到的话，就可以让来访者以新的方式去检验自己的经验，同时可以促进来访者识别并能够自己看到自身积极资源的能力。就像注意偏向，来访者倾向性地偏到消极这一面，且不断地忽略积极的一面。慢慢关注到积极层面需要一种识别能力，它能帮助来访者从不同的角度去理解自己的经历。矫正负性核心信念和新建积极核心信念的技术，主要是通过苏格拉底式提问，这些提问既可以针对自动思维，又可以针对核心信念，还可以针对中间信念，掌握其精妙之处后就可以在各个层面融会贯通。当然还有很多其他的技术，例如核心信念工作表、极端对比、成长经历检验、重建早期记忆等。

有一个技术是理性—情绪对话：来访者在理性和情绪层面是什么样的人？在这个过程中咨询师要不断地去处理消极的部分，或者是相信信念要行动，去实践积极的部分。比如一小部分学生觉得"如果上课不举手回答问题，就不会有人喜欢我"，让这部分学生做"自我暴露"练习：向其他人讲出如果自己在课堂上不举手互动，就会产生"我很差劲"的自我认知，通过其他人的反馈来验证他们是否会因为谁上课不举手就不喜欢谁。"自我暴露"练习后会发现，大部分学生并不会因为谁上课不举手就不喜欢谁，通过这个练习也让这一小部分学生产生了更强的自我接纳。

针对一个信念提出一个支持的证据和一个反驳的证据；或者通过阅历测验来看，来访者在过去历程中是否真的一直都那么糟糕；或者是让来访者重新看待自己的早期记忆，现在面临这个记忆，会采取什么行动来帮助自己；填写应对卡片，把积极的核心信念写在卡片上，提醒自己；或者可以采用极端的对比，做对比的人可以是真实存在的，也可以是想象虚构出来的，他们的核心信息与来访者相似，并且是极端负面的。

寻找核心信念的起源

来访者的核心信念起源于早期的经历，让来访者检验自己的信念是如何起源的，又是如何维持到现在，对他们很有帮助的。这里给大家举了一个例子，利用核心信念工作表来探寻一位来访者的不胜任感是从何时开始的。

咨询师：您还记得在您非常小的时候，是什么时候开始相信自己是不胜任的呢？

来访者：小学前吧。我记得那时，自己对做某些事情感到很困惑，老师就冲我大喊大叫，我就不停地哭。

咨询师：老师觉得您完成得很慢，所以大喊大叫吗？

来访者：是的，诸如此类的。

咨询师：所以那时您感觉自己是相当不好吧，请把这些内容写在表格的右边。

对一部分来访者来说，只要唤起当下他们的情绪，利用理性的因素就能矫正其核心信念。但另外一部分来访者就需要特定的情绪或经验的技术来唤起情绪，如果来访者一直在那个状态出不来时，在已经至少咨询了10～20次的前提下，可以尝试通过角色扮演来进行场景重现。例如上文中提到的童年时期一位来访者的头被父亲按到水里面的创伤经历，咨询师可以扮演父亲，做这样一个动作，激活来访者的这一部分信念，当然这个过程中也可以让来访者自己表达出来，比如"父亲就在这里，我的感受是什么样的"，当然在此之前我们要做很多准备工作，比如和来访者探讨父亲到底是什么样的人，他的目的是什么？他是真的想伤害您吗？……后续阶段可以让来访者尝试去想在当时的创伤环境里面，可以怎么去表达，怎么告诉父亲自己不喜欢这样的感觉，怎么去反抗等。

案例解析

一名来访者说："我的前同事曾帮了我一个大忙，于是我请前同事吃了饭，还包了一个红包以表示感谢，但是前同事没有收那个红包，因此我觉得前同事的人品还挺不错的。后来，前同事急需用钱，问我借钱，因为之前那件事，我毫不犹豫地就把钱借出去了。过了一段时间，他离职了。再过了一段时间，我和前同事彻底联系不上了，最后钱也没还给我。我现在想起这个事情，就觉得有点郁闷。"

针对这个事件，讨论时有几个看法，如果从这个事件来识别核心信念，到底是说觉得是来访者对其人品的不认可；还是说来访者认为不能借钱给别人；或者是说来访者觉得很无助，自己是一个受害者，这三个都是核心信念吗？

其实每一个人都会有很多个核心信念，只是被我们关注到只有其中一部分。真正在做咨询时，根据来访者的咨询目的，通常情况下咨询师只会关注到一个核心信念，但是当找到这个核心信念时就会发现，它是由几个信念混合在一起的。但这些仅仅是我个人的理解和体验。实际上更深一层的，跟"存在"的主题有关，像无意义的方式等。上面提到的个案是不是一定要找到核心信念呢？其实不一定需要从认知行为疗法的角度去思考，因为这是一个客观事实，即前同事没有还钱，且联系不上。认知行为疗法讲的是实证，所以应该从问题解决策略的角度去讨论，比如怎么去找到前同事，当然这也得看钱的多少，怎么去挽回自己的损失，这是在现实层面上的，如果前同事给来访者带来了很大的心理冲击，这种情况怎么办？这时就需要通过各种方法路径引出核心信念，最常见的比如关于询问意义，然后垂直下降等等，这些都可以用。

督导师案例演示

案例解析情景再现（D：督导师 L：由咨询师扮演的来访者）

L：我觉得很失望，那个人怎么这样子，我之前觉得他挺好的。其实我一直都认为不要向一般的同事借钱，因为之后如果真出问题了，连朋友都做不了。现在果然就是这样，所以这算不算识别出一个核心信念。

D：这个也是自动思维，如果这样子说自动思维，那就是果不其然发生了这样的事情，您觉得对您来说意味着什么？

L：意味着我觉得以前有一些观点什么的，还是要坚持的。所以觉得自己在看人这方面可能真的还是有欠缺。

D：好，在您看人有欠缺时，您会怎么认为自己呢？

L：有点失败，这方面太不行了。

D：所以失败不行，如果不行了会怎么样？

L：家里人就是让我下一次要注意。

D：对，下次要注意是一个补偿性的思维。我们假设自己就真的不行，真的挺失败，对您来说意味着什么呢？

L：其实我也觉得没关系，反正这一次错了就错了，下次不要再犯了就好了。不过就是想起来，怎么会有这样的人，所以还是很沮丧。而且前面有一个帮忙的事情，您当时想收钱就收呗，现在又搞一个这样的事情出来。

D：听起来您也挺无奈的是吧？

L：对，所以我就觉得我很无助，我是受害者，就是我的核心信念。刚刚那几点也都是我们几个人讨论的，也有觉得是那样，有觉得是这样。所以想跟杨老师验证一下。

D：对，人品不行，受害者这一块都是自动思维。我不应该借钱给同事，借了钱就是规则。如果借了钱可能还不上，还不上就让人很沮丧。这就是中间信念。核心信念就是自己在那方面好像真的不行，就自己那方面不行，很失败，这个就可以算是核心信念。当然我们可以有更深的角度，本来刚才我是想尝试着谈一谈，但是我会发现谈的时候您自己有很多补偿性的积极的那一部分出来。所以可能时机也没到。当然这也是第一次，所以就不用再往下走，在这个层面上就可以了。

L：我还有一个问题，就是说可以从一个事件上面最终挖掘出一个负性的核心信念来予以纠正，是这样的吗？

D：其实目的是一个，事件背后主要是情绪。其实一开始您不用过于去纠结一定要找到核心信念，因为那是认知行为疗法里面比较有挑战的地方。像我说的核心信念概念化、结构化，这些都是一些稍微有挑战的地方。一开始您还是先从思维这个层面上和中间信念这个层面上入手就可以了。

第三节　引出核心信念案例解析

案例分享

咨询师引出来访者核心信念（Z：咨询师　L：来访者）

Z：您好，欢迎您来到心理中心。您想要跟我分享什么事情呢？

L：我的宝宝即将出生，我感到很焦虑。

Z：您现在是怀孕了吗？

L：对，宝宝再过一个多月就出生了。

Z：首先我想要恭喜您。您是感到焦虑对吗？

L：对。

Z：焦虑的时候您会想到什么吗？

L：我怕抚养不好孩子。因为在学心理学的原因，我觉得育儿要用科学的方法。

Z：育儿挺难的是吧？

L：对，有时候看到身边的人给学龄期的孩子辅导作业，我担心自己的脾气也会因此变得暴躁。

Z：所以您是因为担心，所以产生了焦虑。

L：因为我们都是第一次做父母，不可能一开始什么都做得很完美。我怕自己会变成他们那样，他们教育孩子的时候很恐怖，我不想变成那样，但是我又害怕等我自己真的成为母亲有时也会控制不了自己。

Z：所以其实您十分担心害怕，怕自己在那种情况下失控，变成自己不喜欢的样子。您觉得如果您变成了那个样子，您会怎么想呢？

L：那样的状态就会让我想起我的父母，他们以前也是用这种比较简单粗暴的方式教育我。或许因为我觉得这样的教育方式对我产生了不好的影响，所以我现在担心自己也会变成那样。我焦虑，很担心，也很恐惧，害怕自己真的做出那样的行为的时候，宝宝以后也就会变成我的2.0版。

Z：您的这些担忧是非常现实的，因为现在大多数父母们的教育都存在让人不太满意的地方，但是世上也不可能有完美的父母，是吗？就算再好的家庭里成长的孩子可能也会有童年创伤。不可能有完美成长的人，是吗？

L：应该是吧？

Z：所以在做父母的过程中，是不是可以有一些失误呢？

L：我觉得失误应该是可以有的，但是失误后也要向孩子坦承自己的失误。但是我怕有了不好的情绪，我又难以控制，对孩子造成不可逆的影响。

Z：现在事情还没有发生，可以看到自己是有能力的。因为就算造成了失误，但是事后还是可以弥补的，对吧？只是说您担心会一直持续在那种失控的情绪中。如果自己失控了，如果没有去弥补，您会怎么想自己呢？我知道您会有懊恼自责等情绪，觉得对孩子造成了伤害，担心他变成您的2.0版本。如果您真的变成了那样，您会对自己有什么想法？

L：我感觉我就像我的父母那样。

Z：您担心您变成父母的样子，对吗？

L：对。

Z：您认为父母在教育您的过程中做得不够好，所以您担心自己也变成一个不好的父母，是吗？

L：也不能说不好，只是情绪控制上比较差。

Z：因为父母情绪失控对您造成了伤害，所以您特别担心自己也会情绪失控，对您将来的孩子造成伤害。

L：对的。

Z：我认为这就是一种觉察，虽然还没有发生，但是您已经开始在觉察，担忧自己以后会难以控制自己的情绪。有了觉察，我们就可以做出应对和改变，是吗？

L：我也不能确定自己能不能做到，比如，在正常的理性的情况下，我是可以和老公交流的，但是有时候我控制不了自己的情绪，我很害怕我现在跟老公的交流模式将来会成为我和孩子的交流模式，最后演变成以前父母和我的交流模式。

Z：您最担心的问题还是自己会失控，是吗？当您被情绪左右的时候，您觉得自己是一个怎样的人？

L：一个很不可理喻的女人。

Z：您对自己的评价真是毫不留情。

L：因为我不喜欢自己情绪失控，但是当我情绪控制不住的时候，我就会变成那样的女人。

咨询到此，来访者的核心信念已经出现了。来访者在咨询过程中感到交流十分顺畅。

咨询师分享

咨询过程中我有两次感到尴尬，因为我有些不知道在问什么，当时我笑了一下。整个过程我还是尽量抽出了第三只眼来观察进程，以及个案概念化进行到了哪一步。我感到自己问的一些问题可能比较刻板，因为要分心去观察，所以整个过程可能有些流程化和刻板。

督导分享

这个女孩很爱笑，笑起来都很美，即使隔着屏幕，也能感受到一种温情、温暖，甚至还有一丝甜蜜。能让咨询这么有趣，这么有人情味，这也很棒。咨询师提到因为要分心去寻找来访者的核心信念，因此感到自己有些刻板。不到9分钟的时间就能聚焦，并且顺藤摸瓜，找到了来访者的核心信念。如果再和来访者聊聊做母亲的感受，聊聊她的心情，可能咨访关系会建立得更好一些。但是用9分钟从自动化思维找到中间信念，最后找到核心信念，这是很优秀的。

第七章　情绪理论

第一节　情绪理论概述

情绪是什么？情绪是对一系列主观认知经验的统称，是人对客观事物的态度体验以及相应的行为反应。一般认为，情绪是以个体愿望和需要为中介的一种心理活动。美国心理学家威廉·詹姆斯（William James）认为，情绪是对身体变化的知觉，当一个情绪刺激物作用于人的感官时，会立刻引起身体上的某种变化，激起神经冲动，传至中枢神经系统而产生情绪[①]。当个体一直处于一个情绪状态时，生物的本能反应便会被激活，如遇危险时，个体可能会处于战斗兴奋状态或者木僵状态。

情绪是个体对外部刺激的反应，当个体遇到一些重要的刺激，就会激发情绪信息。情绪具有短暂性的特征，即任何情绪都只持续一段时间。然而，长时间处于抑郁或焦虑的人群的情绪本身是短暂的，但是由于他们对抑郁或者焦虑情绪所产生的负面解读和认知，导致了其本身无法从情绪中抽离出来，所以一直保持了抑郁或者焦虑的情绪状态。比如社交恐惧患者会尤其关注自我对于人际关系中焦虑的那一部分，选择性地注意他人对自我的态度，由此会注意更多的负面信息，导致自己对他人的认知偏差。

情绪是一种内部的主观体验，但在情绪发生时，总是伴随着某种外部表现，这种外部表现就是可以观察到的某些行为特征。这些与情绪有关的

[①] William James, "Discussion: The Physical Basis of Emotion," *Psychological Review*, 1894, Vol. 1 (5): pp. 516-529.

外部表现，叫表情。

情绪表达之面部表情

面部表情是指通过眼部、颜面和口部的肌肉变化来表现各种情绪状态。人的眼睛是最善于传情的，不同的眼神可以表达人的各种不同的情绪和情感。例如，高兴和兴奋时"眉开眼笑"，气愤时"怒目而视"，恐惧时"目瞪口呆"，悲伤时"两眼无光"，惊奇时"双目凝视"等。眼睛不仅能传达感情，还可以交流思想。通过观察人的眼神可以了解其内心思想和愿望，推断出态度：赞成还是反对、接受还是拒绝、喜欢还是不喜欢、真诚还是虚假等。可见，眼神是一种十分重要的非言语交往手段。艺术家在描写人物特征、刻画人物性格时，经常会通过描述眼神来表现人的内心情绪，栩栩如生地展现人物的精神风貌。

口部肌肉的变化也是表现情绪的重要线索。例如，憎恨时"咬牙切齿"，紧张时"张口结舌"等，都是通过口部肌肉的变化来表现某种情绪的。相关实验表明，人脸的不同部位具有不同的表情作用，例如，眼睛对表达忧伤很重要，口部对表达快乐与厌恶很重要，前额能提供惊奇的信号，眼睛、嘴和前额等对表达愤怒很重要。还有实验研究表明：口部肌肉对表达喜悦、怨恨等情绪比眼部肌肉更重要；而眼部肌肉对表达忧愁、惊骇等情绪则比口部肌肉更重要。

情绪表达之姿态表情

人在不同的情绪状态下，身体姿态会发生变化，如高兴时"捧腹大笑"，恐惧时"紧缩双肩"，紧张时"坐立不安"等，手势和言语通常会一起使用。手势也可以单独用来表达情感、思想，或做出指示。在无法用言语沟通的条件下，单凭手势就可表达开始或停止、前进或后退、同意或反对等思想感情。"振臂高呼""双手一摊""手舞足蹈"等手势，分别表达了个人的激愤、无可奈何、高兴等情绪。心理学的研究表明，手势表情是通过学习得来的。它不仅存在个别差异，而且存在民族或团体差异，后者表现了社会文化和传统习惯的影响。同一种手势在不同的民族中所表达的情绪也是不同的。

情绪表达之语调表情

除面部表情、姿态表情以外，语音、语调表情也是表达情绪的重要形式。比如笑声表达了愉快的情绪，呻吟表达了痛苦的情绪。言语是人们沟通思想的工具，语音的高低、强弱、抑扬顿挫等，也是表达说话者情绪的手段。例如，当播音员转播比赛实况时，声音尖锐、急促、声嘶力竭，表达了紧张而兴奋的情绪。

总之，面部表情、姿态表情和语调表情等，构成了人类的非言语交往形式，心理学家和语言学家称之为"身体语言"（Body Language）。人们除了使用语言沟通达到互相了解之外，还可以通过由面部、身体姿势、手势以及语调等构成的身体语言，来表达个人的思想、感情和态度。在许多场合下，人们无须使用语言，只需看脸色、手势、动作，听语调，就能知道对方的意图和情绪。有人研究工业企业中领导者的动作表情，发现不同层次的领导者在进行管理工作时的面部表情、语调，以及使用手势的情形是不同的。

感觉反馈

人们的情绪是通过面部肌肉、骨骼肌肉系统的活动来表达的。近几十年来，人们发现通过身体的反馈活动可以增强情绪体验。表情中的身体姿势也能提供感觉反馈，并影响人的情绪。伸展体姿能振奋精神；收缩姿势会降低活力。言语行为也同样影响人们的情绪。

第二节　情绪的生物学基础

神经系统分为中枢神经系统和外周神经系统，中枢神经系统又可以分为脑和脊髓。我们先来看脑，保罗·麦克里恩（Paul D. MacLean）提出了"脑的三位一体"假设：如果按照进化的先后顺序将人的大脑进行分类，可以把它简单地分为爬行动物脑、古哺乳动物脑（边缘系统）和新哺乳动物脑（新皮质），也称爬行脑、情绪脑和视觉脑。[①]

爬行动物脑

爬行动物脑（Reptilian Brain）是最早出现在人类的进化史上的，距今已有几亿年的历史。之所以叫爬行动物脑，是因为像鱼类、两栖类、爬虫类等这些生物，它们的神经系统里都有这一部分。人类爬行脑的功能，在本质上与低等动物没有什么区别。爬行动物脑的功能是负责所有新生儿都会的事情，简单来说，就是吃喝拉撒等基本生理活动。爬行动物脑范围中比较重要的一个脑区是脑干，人体呼吸的调节、体温的调节、睡眠和觉醒的调节等控制中枢都位于脑干这个区域。

古哺乳动物脑

沿着爬行动物脑往上走，就到了古哺乳动物脑，又称边缘系统（Limbic System），它的功能是决定对于生存来说什么是重要的，什么是不重要的。人体的感官系统会探测到从外部来的或者从身体内部来的各种信息，这些信息经过初步的处理之后，就会来到古哺乳动物脑，信息会在这里接

---

①Paul D. MacLean，"The Triune Brain in Evolution：Role in Paleocerebral Functions，" *Springer Science & Business Media*，1990.

受一个初步的筛查，筛查标准是信息是否是危险信号，是否和奖赏或者惩罚相关。

古哺乳动物脑区域有四个比较重要的脑区：第一是杏仁核，它的功能是检测主体在外界的环境中是不是处于有危险的状态；第二是纹状体，它的功能是负责识别奖赏和惩罚；第三是下丘脑，它的功能是调控身体的反应；第四个比较重要的脑区是海马体，它主要负责情境记忆，所谓的情境记忆，就是指人们根据时空关系对某个事件的记忆，它与个人的亲身经历分不开，举例来说，如果一个人有抑郁的心境，记忆就会选择性地去存储一些负性的信息，这样回忆里基本都是一些悲伤的往事。

古哺乳动物脑区域里还有两个比较重要的系统，下丘脑垂体和肾上腺轴。它们的功能是在压力情境下负责释放和应激反应相关的一些激素来调节躯体，以便使躯体更好地去应激。所以古哺乳动物脑的主要功能其实可以简单地归纳为：扫描来自外界的和来自身体的一些输入信息，并对这些信息做出快速的自动化的评估。作为一个情绪反应的核心系统，自动思维其实就发生在古哺乳动物脑这里。这个核心系统一旦认定了当下的情境对于生存来说是重要的，它就会启动下游的身体反应来让身体可以更好地应对这个情境，这一过程通过连接位于爬行动物脑和位于脊髓的自主神经中枢来完成。自主神经中枢包括交感神经系统和副交感神经系统，这两个系统彼此之间是拮抗的。如果核心系统觉察到危险的存在，它就会激活交感神经系统的反应，这时候会出现一系列的身体反应，例如心跳加快、呼吸加深且加快、胃肠运动变慢、肝脏和脾脏的血液流动到四肢以便身体可以更好地行动、瞳孔也会放大。当身体有了这些变化的时候，人体验到的主观情绪可能是恐惧或者愤怒，随后会产生与情绪相适应的一些行为，比如说指责或者是回避逃跑。而如果核心系统检测到的不是危险而是食物或者是异性动物的时候，就会激活副交感神经系统，心跳相反地会变慢、胃肠运动加强，主观体验到的情绪就是一种愉悦和快乐。

古哺乳动物脑相比爬行动物脑要进化得晚一些，但是整体上来说也是比较早的。所以上文所述的各个区域，它们之间的连接相对固定；上述反应也是自动化的，就好像人体大脑预装的一个程序，很难去改变，而且一旦启动之后就很难中途让它停止下来。

新哺乳动物脑

新哺乳动物脑，又称新皮层（Neocortex），它决定人们的抽象思维、言语能力等方面。新哺乳动物脑中的前额叶，是大脑的"中控台"，这个"中控台"不仅控制着人们的高级认知，还抑制着低级中枢的活动，所以人类不像爬行动物一样容易被本能控制。

新哺乳动物脑和情绪有千丝万缕的联系。虽然控制情绪的主要脑区杏仁核存在于古哺乳动物脑，但是处理杏仁核的刺激需要新哺乳动物脑的参与——前额叶负责控制杏仁核产生的情绪。如果前额叶发生病变，就会情绪失控，性情大变。

情绪的中枢环路包含前扣带回、海马、岛叶、前额叶和杏仁核等结构。前额叶是情绪中枢通路的重要环节之一，此功能由不同的组成部分（如背外侧部、腹内侧部和眶部）来执行，各部分在情绪加工过程中发挥着不同的作用。

研究发现，与健康人相比，抑郁症患者和有抑郁病史的健康人的左侧前额叶活性偏低；社交恐惧症患者预知要作公开演讲时，右侧前额叶的活性会增强。由此可见，前额叶控制着人们的情绪，对杏仁核传入的信息进行加工、整合，输出适当的情绪和动作反应。

对于人或者比较高级的哺乳动物来说，情绪调控还存在第三个区域，这个区域位于前额叶皮质。如果核心区域反应过强，这些信息就会被导入到前额叶皮质中来，进一步判断人体做出的反应是否得当。如果判定为反应过强，前额叶皮质就会向核心区域发出指令，以便主体做出一个理智的决定。这个过程会涉及决策、计划、问题解决等比较高级的认知功能。

　　人类前额叶的皮层分为背外侧、腹外侧、内侧和眶额皮层，不同部位的功能是不相同的。前额叶也叫思考脑，可分为背外侧、腹外侧、内侧和眶额皮层。前额叶负责处理外部世界的信息，比如在当下的情境发生了什么？别人做了什么？别人为什么这样做？是关于外部世界的一些思考，这些外部世界的信息可以帮助我们理性地去做出决策。在前额叶还有一个腹侧的区域，腹侧的区域是用来处理内部世界的信息，人们对于动机的思考，冲动的思考都是由这一侧的脑区来完成的。在咨询过程中有时会问："这些事情发生了，对您来说意味着什么？对我来说意味着什么？"这些问题的思考就发生在腹侧的前额叶区。

　　认知行为干预的很多技术，其实就是通过调节或者增强前额叶脑区的功能来实现行为干预的目的。如果核心系统的反应过强，前额叶就会对外部的信息和内部的信息做一个整理、思考、加工，然后对核心系统的反应强度做一个适时的调整。但是另一方面，如果核心系统的反应太强了，单纯的认知干预效果可能会不尽如人意，这是因为核心系统和控制系统也存在抑制性的关系：核心系统一旦反应过强，就会向控制系统发出一些抑制性的信号，这时思考脑或者控制系统可能就会被感性脑所绑架，没有办法去处理外部世界或者内部世界的信息，做出一个更理性的思考。根据感性脑和思考脑之间的连接，可以得出一个结论：认知干预可以调节核心系统的反应，但是在有的时候调节也不是很管用。

　　这个结论可以很好地解释为什么认知行为疗法只对一部分人效果比较好。人在面对负性事件时，不同的人会做出不同的反应。面对相同的负性事件，有的人会有很强的反应，有的人却不会，这种不同是由基因决定的。当这种不同反映到大脑的活性上，即人的边缘系统中一些脑区对于负性刺激所作出的不同反应强度，例如反应较弱的人，其前扣带回的反应强度也比较弱，而在反应比较强的人身上，其前扣带回的反应也会比较强。前扣带回对于负性刺激的反应强度可以预测干预的效果。对于那些天生的反应比较强的患者而言，药物干预的效果比较好，而行为干预或者是认知干预的效果则相对弱一些；而如果是天生的前扣带回对负性刺激反应比较弱的个体，进行行为激活和认知干预的效果是比较好的。

对于心理疾病的治疗体系而言，从医疗模式到心理服务都是一个整体，因此心理咨询师应该从一个整体的视角来看待心理疾病，而不是只站在心理咨询的角度来探讨患者的情绪和反应。了解患者情绪背后的生物学机制，从脑科学的角度来理解心理疾病，是非常有必要的。

第三节　认知行为治疗中的情绪聚焦

情绪是认知行为治疗特别重要的一个部分，情绪是让认知行为治疗能够深入下去的锚。来访者经常会讲很多信息，而咨询师容易卷入其中，这时则需要顺着来访者的情绪。接触到情感时，来访者似乎是最有能力解决自身问题的人。

找自动思维的关键点在于找准情绪。如果来访者没有情绪怎么办？那就需要通过具体的事件去激起这部分情绪反应，然后在情绪反应中找到自动思维，如果当事人能接纳自己的情感，那么可能就会对新的情感和经验更加开放。

在咨询中，情绪情感不是静止不动的。在认知行为治疗过程中，很多咨询师都知道要共情，但真正在咨询过程中又不会共情。共情里有两个规律，其中一个是情绪不是静止不动的，情绪在变化过程中一旦被体验到就会发生改变。当一个人充分地体验某种情感时，新的情感也会伴随而来。所以咨询师需要贴着来访者的情感走。

情感变化过程是什么样子的？喜、怒、哀、惧是基本情绪，愤怒、悲伤、恐惧、羞愧、痛苦和受伤，是治疗改变当中会涉及的最重要的情绪。有几个专家都已经谈到情绪是有层次的，这点很重要。因为可能来访者在此刻体会到的是焦虑，但是焦虑并不是静止的，它会流动，也许随之而来的情绪是委屈、无力、恐惧，甚至是绝望。情绪是有层次感的，当咨询师能够真正地去共情时，能到哪一个层次，咨询就能做到哪个层次。

关于情绪的特点有两个关键点：其一，以情绪为锚，情绪是打开认知行为治疗的门，要从具体的事件出发。情绪是流动的，在情绪变化过程当中要紧贴来访者的情绪。其二，情绪是分层次的，除了要去感受来访者所呈现出的情绪，还需要用心去感受，听到言外之意，感受情绪背后更深一层的情绪。

认知行为疗法的基础是关系，而这个关系当中包括咨询师的倾听、反馈、共情、聚焦、合作五个国际认证认知行为咨询师的重要元素。情绪在认知行为治疗过程中，还可以做情绪的评估和干预，以情绪为锚，通过具体事情进入到来访者的情绪里。做情绪评估时，比如自我监测中要注意：焦虑增加、减少的时间，其间发生的事件等。监测完整个过程后，根据脑科学机制情绪的理论，再做情绪调节。

在识别情绪的时候需要注意几个要点：第一，我们要区分情绪和自动思维。比如问："您现在的情绪是什么？"，答："我觉得自己很差劲"，这其实是一个自动思维，继续问："当您觉得很差劲的时候，您是什么情绪呢？"，答："我觉得很沮丧"，沮丧就是来访者的情绪。第二，区分不同的情绪，对情绪进行命名和予以共情理解。第三，评估情绪的主观体验程度。评定情绪的强度可以用0~10分，或0~100分去衡量。举例说明，当朋友说："对不起，我现在没有空。"对此您认为自己会非常伤心。但如果把您曾体验过或能够想象到的最伤心的指数设定为100%，一点都不伤心的指数定为0，那么在您听到朋友说："对不起，我现在没有空"时，您的伤心指数为多少呢？答："大概有65%。"这就是一个评定情绪的强度。但有的时候来访者确实不知道如何打分，也可以用"有点""中等""一点都不"，或者"开心""伤心""极度伤心"等来评价。若来访者是小孩，还可以采用各式各样的表情包去评价，比如微笑、悲伤、大哭等。

有人在愤怒时，会在情绪驱动下对周围的人发脾气，有人则会采取回避的策略，不理人、找其他事情去做。当有负性情绪时，让我们跟情绪待一待，体会一下当有这种负性情绪时，它在身体的什么地方感觉会更明显。有人说是心脏，交感神经最突出的体会就在心脏；也有人说到会头疼，头疼的背后还有一部分是压抑。当您有这种情绪时，会是什么样的？身体什么地方的体会最突出？最后，和自己身体的不舒服感、负面情绪多待一会儿。这时情绪会有什么样的变化呢？有些人会感到特别疲劳，特别劳累，甚至更加焦虑，如坐针毡。

在实践过程中，有的成员会产生消极的想法，开始自责；有的成员身体不适开始胃疼，跟消极的想法、身体的感受再持续待一待（前提是能忍受的，如果确实超出了忍受能力，可能就需要适度地做一做调整）。这时脑子里产生杂念也没关系，自己意识到有杂念就可以了，继续把注意力放在自己的情绪、身体的负性感受上。一般情况下，慢慢地，情绪会开始发生积极的变化。以前面对负性情绪采取的方式是回避，但现在选择暴露自我、去面对时，就会有不一样的感受。

在实践过程中，有成员提问："若是一直有杂念是在回避状态吗？"答案是不一定，单纯地跟情绪待在一起，减少思考。其实一开始会感觉负性情绪越来越强烈，这是正常的，但是如果这种感觉超出了自我承受能力就需要及时进行调整。

情绪理论的科学早就已经呈现出这些，有人说跟焦虑待着就想尽快解决问题。这个解决模式就出来了，产生焦虑、恐慌的情绪，选择逃避或解决它，其实不用刻意去做什么，和焦虑待一会儿就好。如果在这样的情况下确实有很糟糕的感觉，那也可以想一想怎样来提升自己的认知灵活性，比如想一想这个事情带给您的积极意义是什么。

回避模式是爬虫脑的一部分，比如有人说："这也犯不着气自己，活着不易，放过他人放过自己"，这就是一个新的认知。我们什么都没做就和情绪待了一会，理性智慧就出来了。也有人会开始反省自己，想走出这个情绪的方法，行动的方面也出来了。

有人疑惑说在情绪糟糕时用爱好去舒缓，这种代替方法不是一种逃避吗？其实不一样。代替是一种理性的思考，是通过行动走出来，而逃避是不去做。

第八章 行为理论

第一节 行为的基本理论

认知行为治疗的行为理论包括了经典条件反射理论、操作性条件反射和班杜拉的社会学习理论，还有行为的生物学基础，以及行为理论在认知行为疗法中的应用。认知治疗和行为治疗以前是分开的，但实际上，亚伦·贝克创立认知疗法时，就结合了行为中的经典条件反射和操作性条件反射，作为行为疗法最核心的两个理论体系。

经典条件反射理论

提到经典条件反射，不得不提到伊万·彼德罗维奇·巴甫洛夫（Ivan Petrovich Pavlov），他在消化系统生理学方面取得了开拓性成就，获得了诺贝尔生理学或医学奖，成为了俄罗斯第一个获得诺贝尔奖的科学家。条件反射是他在研究狗的消化腺分泌时意外发现的[1]。比如有一条狗，在摇铃后再给它一些食物，它就会有唾液分泌；之后单独只摇铃，不给食物，狗也会有这样的唾液分泌；但是如果摇铃之后一直不给它食物，这种反应就会消退。伊万·彼德罗维奇·巴甫洛夫就是通过这样的实验，提出了条件反射的行为机理。

而无条件刺激就是本能的刺激，比如狗喜欢吃肉，对于无条件的刺激

---

[1] Ivan Petrovich Pavlov, "The Work of The Digestive Glands," *Bristol Medico - Chirurgical Journal*, 1897, Vol. 31（119）: pp. 61-61.

就会产生无条件的反应，看到肉后，它会自然而然地分泌唾液。在我们条件作用时，摇铃后给一个无条件的刺激，肉就是一个无条件的刺激，随后会发生自然而然分泌唾液这样的无条件反应。这个原理说明我们的行为是受前面因素的控制，与个体学习和事件之间的联系有关。举例说明，孩子在家里更听妈妈的话时，妈妈说话的时候小孩会更加留意和专注。前因受到条件化无意识的因素，会出现意想不到的情绪反应。

关于条件反射消退，当我们反复呈现条件刺激的时候都没有伴随着非条件刺激，它就会发生消退。比如家长答应孩子成绩变好后给予奖励，但是孩子做到后，家长却没有给孩子相应的奖励，那么家长说话的分量就会越来越轻。反应不相容就会进行一个新的反应，就是一个交互抑制的过程，系统脱敏也是这样呈现出来的。

经典条件反射在临床当中有什么应用呢？行为主义的创始人约翰·华生曾做过小阿尔伯特的实验①。小阿尔伯特是一个刚出生的婴儿，他很喜欢兔子，当他想去摸兔子的时候，背后发出"砰"的一声巨响，他马上因为害怕而哭泣，造成后来他一看到兔子就害怕，形成了对兔子的恐惧症，再后来，凡是毛茸茸的东西，哪怕是玩具，他也会感到害怕。虽然这个实验具有重大意义，但是在伦理道德层面饱受抨击。很多人有特定恐惧症，比如怕蛇、怕老鼠、怕虫子等。中国还有一个特定的与文化相关的恐惧症，就是怕鬼。例如《聊斋志异》中的怕鬼现象。怕鬼是怎么形成的？这之中就有条件反射。

条件反射最有名的临床应用就是系统脱敏。系统脱敏是1948年约瑟夫·沃尔普（Joseph Wolpe）提出的，专门用于社交焦虑或演讲焦虑等治疗②。系统脱敏一共有四个模块，其中一个重要的概念叫交互抑制。比如当

①W. R. R. Watson, "Studies in Infant Psychology," *Scientific Monthly*, 1921, Vol.13（6）: pp. 493–515.

②Joseph Wolpe, "The Systematic Desensitization Treatment of Neuroses," *The Journal of Nervous and Mental Disease*, 1961, Vol. 132（3）: pp. 189–203.

您害怕某个东西，您就通过放松的方式让害怕的那部分下降。根据约瑟夫·沃尔普的解释，通过不同感觉通道的交互抑制，放松会让恐惧下降。对于系统脱敏的第一个阶段，需要去了解情况和制定暴露的等级，以及放松的训练。在暴露过程当中，如果感到害怕的时候就去放松，整个系统脱敏可以算是认知行为疗法中行为治疗的部分，这是经典条件反射的一个应用。

操作性条件反射理论

关于操作性条件反射的应用更普遍，有很多操作性条件反射的例子，比如伯尔赫斯·弗雷德里克·斯金纳（Burrhus Frederic Skinner）提出的老鼠实验——把老鼠放到一个特制的有按钮的箱中，当它碰到了按钮就会有食物落下来，反复几次后，老鼠就学会了按按钮。[①]

行为受其后果影响，当后果是好处、奖赏时人们会更愿为此行动。比如，一个学生的练习做得非常好得到了老师的认可，此后这个学生在课堂上变得更加积极了。这就是通过个人努力去获得他人的注意、帮助或认可的过程。

操作服务于功能，在操作时通过回避痛苦或厌恶的情绪，或通过一些特殊的行为或方式来减少暂时的焦虑，比如拖延。拖延可以帮助人们去逃避一些负性情绪或者比较有压力的生活事件，带来积极的情绪。

强化、惩罚和消退

常见的强化是正强化，即一个人因为某个事件获得了关注，其之前的行为发生的概率会增加。比如有个孩子画画很有天赋，受到他人夸奖后，这个孩子会越来越喜欢画画。这种强化在公司的管理中能充分地运用，比

[①] Burrhus Frederic Skinner, *Contingencies of Reinforcement*: *A Theoretical Analysis*, Cambridge, MA: B. F. Skinner Foundation, 2014.

如绩效，多劳多得就是正强化。行为主义很多的思想和观念，其实都用到了现代管理学和家庭教育等方面，这就是正强化。

负强化，即一个人如果消除了某个事件，其之前的行为发生的概率会增加。比如社交焦虑的人，回避社交后焦虑感下降，当再次遇到需要社交的场合这个人就会主动回避。

惩罚，即在行为发生后，呈现和撤掉一个事件来减少行为再次发生的概率。比如在课堂上碰到不认真听讲的学生，老师会给予惩罚来达到减少类似行为发生的概率。

消退，即先前被强化的行为不再伴随强化物，再做这件事而不再去强化这部分时就会发生行为的消退。所以，伴随阶段性结果的行为更能够抵制消退。比如"七年之痒"，在热恋期会产生积极情绪体验的正强化，但随着时间慢慢推移，这种正强化就会渐渐消退。

如果家长想要给孩子塑造比较好的行为习惯，就需要在孩子偶然间出现好的行为时，予以关注，并在下次偶然间出现时，及时地增加正强化过程。正强化的刺激物，可以选用孩子比较感兴趣的东西，有利于孩子慢慢塑造出好的行为。举个例子，如果孩子常常上学迟到，但只要有一次没有迟到，就可以去强化正性的这一面，进行塑造。常见的有如下几个应用：

1.代币。代币制在行为管理中很常见，运用很广泛。比如在销售领域，商店有会员积分的机制，积分到了一定程度就可以兑换商品或者享受折扣。在教育领域，代币制常见于幼儿园或者小学低年级阶段，如果这个孩子表现良好就可以获得相对应的星星贴纸，积攒了10枚星星贴纸后，就可以兑换到一个玩具、一本漫画书或一个奖章等。

2.行为契约。处理跟青春期孩子有关问题时，行为契约可发挥很大作用。订立契约时，需要注意双方的需求，比如：孩子希望爸爸妈妈做些什么？爸爸妈妈又希望孩子要怎么做？如果爸爸妈妈达到了孩子的期望，孩子又应该怎么做？举个例子，如果孩子希望父母能够同意自己玩电子游戏，父母希望孩子能好好完成作业，可以订立这样一个契约：作业完成后，爸爸妈妈就允许孩子玩半个小时的电子游戏。

利用行为契约对年纪较小的孩子进行教育也非常有用。比如小孩子吃饭时喜欢看动画片，看入迷了就会忘记吃饭。家长希望孩子好好吃饭，孩子希望能看动画片，这时就家长可以和孩子立一个契约：吃完饭后可以看一集动画片，吃饭之前不能看。培养孩子的契约精神可以让行为契约对孩子的约束力更强。

3.行为隔离法。如果孩子在行为上出现了问题，这时可能需要采取惩罚措施。隔离法是惩罚的一种。隔离法在古代叫作面壁思过，也叫关禁闭。在教育领域，隔离法的运用也很常见，比如，将椅子放在房间的某一个角落里，如果孩子出现了特定的问题行为，就可以惩罚孩子去角落的椅子上坐着。研究发现，隔离法最有效的时长是5分钟。

4.行为消退。有部分孩子渴望得到别人的关注，一旦感觉到周围的人对自己的关注不够，就会开始不守秩序、调皮，因为每次这样做，都会吸引家长、老师的注意力，而自己也可以重新获得关注。虽然有时候这样做会遭受一些小的惩罚，但是想得到关注的最终目的是达成了的。这类孩子是可以从自己的问题行为中获益的，别人的关注反而会强化其问题行为，对此，需要对这类孩子减少关注的行为。根据消退理论，最好的方式是忽视：当这类孩子做出了问题行为，家长、老师不给予回应，在不影响到孩子安全的情况下，老师，尤其是家长要控制住自己，忽视其问题行为。在消退时，关注到孩子积极的一面，把重心放到塑造和行为契约上面去。渐渐地，孩子会注意到自己不守秩序、调皮的行为是没有用的，但是如果听老师、家长的话，或者做出好的行为时，老师、家长还会像以前一样给予关注。从此，孩子也会在父母给予反馈的过程中，不断学习好的行为方式。

5.自我强化。自我强化是指在行为达到自己设定的标准的时候，以自己能支配的报酬来增强维持自己行为的过程。比如达到一个小目标后，对自己说："我好棒"，这就是一个非常好的自我强化过程。自我强化后，事情会越做越好，越来越顺利，最后达成行为的改变。家长可以帮助孩子培养自我评价的能力，如果孩子有达到或超过家长为其行为设定的标准的这种行为，比如，这个标准是家长希望孩子能够认真地做数学题，在孩子做到了以后，家长对此表示欣慰、喜悦，反之则对未达到这种标准的行为表示失望。这样的过程不断重复，孩子就逐渐内化，形成了一个自我评价的标准，最终获得自我评价的能力。3至6岁是孩子规则观念等形成的关键期，十分需要，家长需引起重视。如果家长注重孩子在这个期间的教育，并时刻为孩子做好榜样示范，孩子在成长过程中不断自我调整，形成了自己内在的价值观或者标准，到了叛逆的青春期出现问题的概率也不高。

社会学习理论

前面提到的不管是经典条件反射，还是操作性条件反射，都有一个特点是过程中有刺激的参与，提供一个刺激，然后产生一个反应。但是还有一种方式，可以不通过刺激反应来促成行为的改变。1977年，阿尔伯特·班杜拉（Albert Bandura）提出社会学习理论，这是一种通过观察他人表现的行为及其结果而进行的学习[1]。

观察学习的作用简单地说就是榜样的作用，学习者观察别人做得好的部分，随后自然而然地习得一些好的行为。社会学习在管理中十分常见，比如劳模、优秀青年、每一年学校里选出的学生标兵等，都是通过其他人观察获得奖励的人有哪些好的行为，从而推动更多的人也做出这些好的行为。实际上，人是在自己形成的观察结果的支配下，引导自己的行为。

社会学习理论中的强化，主要是替代强化。替代其实是指学习者可以不必亲自去体验强化，而是根据观察他人在一定的环境当中的行为，以及这个行为所得到的奖励或惩罚来学习，随后获得自己对这个行为产生与否

---

[1]Albert Bandura, *Social Learning Theories*, London: Prentice Hall,1977.

的强化。

如果学习者看到他人成功或被赞扬，就会产生做出同样行为的倾向。比如，有一个猴子拿石头砸坚果，把坚果砸开后吃里面的果仁，其他猴子看后，也会效仿那个猴子捡石头砸坚果。

如果学习者看到遭受失败或者受到惩罚的行为，发生这种行为的倾向就会受到削弱或抑制。有一个很有意思的例子，如果小狗出现翻垃圾桶的问题行为，主人拿一个跟小狗长得很像的玩具，模拟它翻垃圾桶的行为后，当着小狗，用手里的棍子抽打这个玩具。这样，小狗可能知道了翻垃圾桶这个行为会换来主人的一顿打，或者说小狗再次看到这个场景就会害怕，就不会再出现翻垃圾桶的问题行为了。

社会学习理论的临床应用主要表现在两个方面，一是行为激活，二是行为功能分析。行为激活是一种认知行为疗法的技术，在改变消极想法以及修改功能失调的归因风格方面和其他所有认知行为治疗技术相比效果是相当的。人们在心情不好的时候，往往会减少有利于提升掌控感以及幸福感的活动，转而从事一些维持烦躁状态的行为，如躺着、发呆、看电视。行为激活就是通过编制行动计划并付诸实施，以行动对情绪的反作用来促进心理的好转。行为功能分析的主要目的是对问题行为进行功能性的解析，分析的焦点在于确认问题行为在什么条件下产生，在什么条件下持续出现，以及确定问题行为的具体影响层面。

第二节　行为的生物学基础

在神经科学领域，行为被分为三种——冲动行为、例行行为和目标导向行为。

冲动行为是由短期的欲望所驱使的，遵循快乐原则，冲动行为关心的是"我"怎么做才可以最快地获得快乐。较为典型的冲动行为：比如减肥节食期，控制不住自己吃了一整块巧克力；或者在学习时想要玩手机等。控制冲动行为的脑区是一个叫作伏隔核的核团。伏隔核位于基底核与边缘系统交界处，隔区的外下方，尾壳核的内下方，前方与嗅前核相连，后续终于纹床核，腹侧为腹侧苍白球和嗅结节，亦称伏核，是基底前脑一个较大的核团，是一组波纹体中的神经元。伏隔核被认为在大脑的快乐中枢对诸如食物、性、毒品等刺激有反应。

例行行为不像冲动行为那样遵循快乐原则，而是关心"我"以前是怎么做的。比如在人际关系冲突中使用了一种策略，并且这种策略能够使冲突被消除，长期用此策略应对人际冲突，那么就会形成操作性条件反射。控制例行行为的脑区叫作纹状体，当此类操作性条件反射形成后就会被纹状体固定化，当个体再次碰到人际冲突时就会启动此类应对模式。

背侧纹状体和伏隔核的区别在于个体行为目的是否基于快乐原则。而目标导向行为则是基于现实与未来，此类行为更关心目前的行为是否有利于长远利益。控制目标导向行为的脑区是前额叶皮层。

冲动行为和例行行为在行为科学研究领域统称为习惯化行为，由于情境驱使的自动化反应。而前额叶控制的目标导向行为更为自主，根据情境的不同而采用不同的策略。当有时习惯化的行为与长远目标不一致时，大脑选择听纹状体还是前额叶皮层取决于个体差异和具体情境。

如果个体长期承受较大的压力，且当习惯与目标完成产生冲突时，个体会选择依赖习惯而不是长期目的。换一种说法，在压力极大的情况下，个体自控力会变差。当个体为了缓解压力而长期采用一种应对方法时，会产生操作性条件反射，从而形成个体固定的应对模式。通常我们可以采用不同的方法来帮助自己减轻压力，比如保持良好的睡眠，保持运动，保持良好的饮食习惯等更为适宜的策略能够更好地应对功能不良的习惯。

第三节　常见行为干预技术

行为理论在认知行为疗法当中，还可以做哪些方面的应用？亚伦·贝克等人在2009年提到行为方面对临床技术最明显的应用，主要包括了活动的安排和家庭作业（行动计划）等。[1]

消极的认知内容可以通过鼓励患者参与建设性的活动得到修正。在治疗的过程当中，咨询师会通过活动安排和家庭作业（行动计划）来鼓励来访者参与建设性的活动。当不断地关注负性的强化（不断关注就是一个强化），形成一种项目或者习惯化的，就自然而然去关注负性这一部分了。

负性的部分，其实就是脑区的纹状体。第一条件是关注自己的负性思维。活动安排的好处是可以抵消消极带来的空缺消退——有空缺时，会让人产生空虚，无聊的想法。

活动安排

活动安排即通过在咨询过程中与来访者讨论下周可以开展的改善自己思维、情绪和行动的活动，并对其进行具体的计划和安排。

活动安排的目标重点是需要采取什么样的行动，而不是完成量的多少。在活动安排时，要接受有可能出现的主观的、外部的、不可控的因素，比如说身体疲劳等，这些是可以干扰消极的认知图式。咨询师需要明确活动安排的首要目的是观察——不是评估这一天所有事件完成的质量，或者完成进度，而要去观察事情做没做到什么程度。这是活动安排的一些原则，

---

[1] J. G. Beck etz al., "Group Cognitive Behavior Therapy for Chronic Posttraumatic Stress Disorder: an Initial Randomized Plot Study," *Behavior Therapy*, 2009, Vol. 40（1）: pp. 82-92.

活动安排不需要特别高深、困难，其实有的时候越简单、越实用，才是比较好的，要针对咨询的目标和主题来做。

等级任务的分配，在亚伦·贝克提到的行为理论当中很常见[①]。等级任务分配，即开展的活动被分为两个维度，成就和快乐。6级评分，6分代表特别快乐，0分代表一点快乐都没有。成就方面6分代表特别有成就，0分代表一点成就都没有。成就也可以叫掌控感，即可以控制或可以掌控的。引导患者去识别部分成功的小程度的快乐感受，用快乐去抵消这些消极的思维，达到修正图式内容的目的。通过等级任务去识别做一些能够带来成就的小部分，就是部分的成功，就有一定程度快乐的感受，有这样感受的时候是很容易去抵消消极思维的。

等级任务分配的原则如下：

1.要了解是什么样的问题，关键的问题在哪？比如抑郁，可以看到底是什么引起了抑郁。

2.编制任务，可以做什么来帮助自己？

3.在这个过程当中，由简单到复杂逐步地分配活动，注意是逐步地分配，最开始都是简单的。前几次咨询当中，家庭作业都是简单的，有一个心理学原则叫"跳一跳，摘桃子"，即需要达到的目标就是桃子，家庭作业的安排都是为了让来访者跳起来就能摘到桃子。

家庭作业（行动计划）

家庭作业作为认知行为疗法治疗的一个重要特点，在整个治疗过程中发挥着多种作用，其中最重要的作用是将治疗落地——使认知行为疗法技术用于处理实际生活问题。同时，家庭作业还可以成为每次治疗会谈的连接，承上启下，帮助来访者和咨询师开启新一轮的会谈。

如何更好地达到家庭作业的效果呢？以下几点需要咨询师留意：

---

① ［美］亚伦·贝克：《抑郁症》，杨芳译，北京：机械工业出版社，2014年。

1.无论来访者是否完成作业，都要与来访者讨论作业情况。

2.对于不能完成家庭作业的情况，咨询师要与来访者讨论没有完成的原因，比如是不是这项作业太难了或太简单了，还是不适合这位来访者，完成了多少，过程中遇到什么困难，有哪些尝试。

3.对于家庭作业完成得好的情况，需要和来访者探讨是怎样完成的，什么时候开始、结束，其间遇到什么困难，如何克服，成功后的感受等，这样做的目的是增强来访者的自信，激发来访者的想法，巩固治疗关系。

第九章　个案概念化

第一节　个案概念化概述

1979年，亚伦·贝克等人组建国际认知行为治疗学院（Academy of Cognitive Behavioral Therapies）进行评审认证认知行为咨询师时发现，在西方有很多自称是认知行为疗法流派的人，但实际上他们用的治疗方法并不是真正的认知行为治疗。怎么样去鉴别真伪呢？其实就是看个案概念化。咨询师所写的个案报告里的个案概念化是什么样子的，有没有用到认知模型，在概念化里面是什么样子的。个案概念化是衡量一个流派取向的重要方面，是以一个流派取向为基础来形成的，相当于是流派的灵魂。这个概念模型最关键的就是认知三角，即认知、情绪和行为。这就是基本的个案概念化模型。

认知行为疗法之所以叫科学心理治疗，或者实证主义治疗，有一个很重要的原因是它是基于理论模型假设的。个案概念化也体现在指导治疗的思路，做法的原因，治疗的次数，治疗的根据等方面。

个案概念化是评价一个认知行为疗法咨询师专业能力的重要标准。朱迪斯·贝克（2013）认为，认知行为咨询师成长分为三个阶段：新手认知行为治疗师阶段、专业认知行为咨询师阶段和专家级认知行为咨询师阶段。第一个阶段，新手认知行为咨询师阶段，治疗师需要在首次评估诊断和信息收集的基础上，在认知层面上学习个案概念化的基本技巧；第二个阶段，专业认知行为咨询师阶段，咨询师需要更加熟练地把概念化和掌握的知识整合起来；第三个阶段，专家级认知行为咨询师阶段，在这个阶段，咨询师可以更加自如地把获得的信息，整合到原来的结构中去。三个阶段都在强调用概念化的水平来衡量认知行为治疗的水平，注意这里不是指技术，是指对个案的理解。①

如果将认知行为治疗看作是一次心灵旅行的话，概念化就是心灵地图。一个准确的认知与行为概念化，将帮助您锁定优选线路，并带领您顺利到达目的地。比如，在日常生活中，我们需要前往某家公司时，会打开电子地图先确定具体定位，再根据电子地图提供的多个选项中（哪一条路最近、哪一条路最畅通、哪一条路收费最低等）进行选择，这些选项是对个案概念化的一个形象比喻。

个案概念化，其实不完全是拍脑门推理出来的，是基于世界上现有的有关临床与咨询心理学科学研究和认知行为疗法相关研究，甚至是用公认的研究模型再和来访者的实际情况进行结合。

个案概念化定义

个案概念化是通过访谈评估，将获得的各种信息进行梳理，基于某一理论，对来访者的问题进行理论假设。咨询师需要通过实践、咨询去验证和修正假设。通过获得的各种信息，比如来访者的性别、婚姻情况、社会关系、个人想法、有没有受到过创伤等，各种信息收集起来，基于来访者的认知和行为，从想法的角度看其情绪、行为及身体感受。

珀尔·S.伯曼（Pearl S. Berman，2019）在《个案概念化与治疗方案》里提到个案概念化是指咨询师依据某一种心理学理论（如认知行为治疗理论、精神分析理论或家庭治疗理论等），对来访者出现的问题进行理论假

---

① ［美］朱迪斯·贝克：《认知疗法：基础与应用（第2版）》，张怡等译，北京：中国轻工业出版社，2013年。

设，进一步形成咨询计划的雏形。①

个案概念化基于临床的实务信息，比如这个人有没有受过创伤，现在的情况怎么样？睡眠情况怎么样？有没有抑郁？有没有精神方面的问题？有没有物质耐用情况等等。都是要基于实务的信息。个人概念化是对个案信息进行有意义的组织，重在得到个别化的理解，针对来访者有一个更深入的理解。有理解后，咨询师才能进行下一步的咨询。

个案概念化关键要素

个案概念化的关键要素首先是概要，对个案核心的优势和它局限的一个简要的分析；然后根据所选择的理论视角来做出假设。

理论是有组织的建构，它不是空的，是通过有组织地分析后，从中提炼出碎片化的信息，找出其中存在的问题，再进行深加工，得出中心过程。

认知行为疗法的三大核心理论，即行为、情绪和认知。来访者需要去了解自身的认知、情绪、行为。比如，来访者表示自己抑郁，或者焦虑，那么咨询师就应该思考是什么原因，让来访者维持了现在这个角度？维持因素是什么？是什么触发了焦虑？是具体的事情，还是来访者对这个事情的解读？再慢慢探讨更深层面，即来访者对此采取的回避行为，这也涉及抑郁或焦虑。比如回避行为是怎样引起的？回避行为带来什么好处？为什么回避行为持续到了现在？回答这些问题后，操作性条件反射理论就出来了。任何一个行为都是有意义的，任何一种情绪，任何一种想法都是有根据的。关于认知行为治疗概念化这一块，杰奎·B.珀森斯（Jacqueline B. Persons，2008）做过系统的研究，认知行为治疗的个案概念化可以按照如下几点来做：

首先需要对来访者的情况进行评估，针对评估的信息进行全面梳理，

---

① ［美］珀尔·S.伯曼：《个案概念化与治疗方案：咨询理论与临床实务整合的案例示范》，游琳玉等译，北京：北京理工大学出版社，2019年。

梳理后基于概念化去制定相应的计划，再实施治疗。但实施以后的效果，要在系统的观察过程中进行评估。评估后，咨询师需要完善个案概念化。比如来访者产生了"我无能"的想法，事实上是不是这样子的？如果是，应该怎么样进一步地深化？如果不是，那又应该是什么？这些都需要咨询师去完善个案概念化，完善后再进一步地去完善治疗计划，再实施治疗，再观察这个过程，再评估个案。从例子可以看出，这是一个闭环，整个过程需要咨询师不断地去重复，直到结束、离开，或者转介。[1]

举个例子，偏科。学生 A 对数学会产生烦躁和忧伤。为什么呢？咨询师引出了 A 的自动思维——"数学太难了，我怕我永远不能理解"。当 A 出现了这样的想法时，便会采取回避行为，即停止数学学习，甚至在生理上，还出现了腹部沉重的不适感。当合上数学书时，该做的题目没有完成，需要掌握的知识点也没有掌握，逐渐形成一个闭环，下次再学习数学时就会很难，"我不能理解"的想法会让情绪更糟糕，更抗拒学习数学。行为作用于现实时，现实的反作用强化了念头，不断产生并坚定了"数学很难"的念头。这个过程印证了"吸引力法则"，也叫境由心生。"心生"不是最重要的，"心生"需要有个行动作用于环境，环境又进一步造成影响。

偏科的例子可以从心理学或科学的角度去做阐释，为什么 A 会产生"这太难了"的想法，可能是 A 对数学抱有期待，这个是藏在自动思维后的，但是如果实践后发现自己其实并不能完全理解数学，这会产生一定是因为"我反应迟钝，所以才学不好数学"，"如果我实现不了这句话，说明自己很笨，反应迟钝。"这就是中间信念。当 A 拿起数学书时，咨询师不仅需要看到冒出的念头，还要看到其背后的自动思维、中间信念和整个图式都被激活了。可是，A 为什么会有"无能"的想法呢？如果再深入一步，就会发现，原来这跟童年一些重要他人对 A 的态度，或者曾经有些创伤性

---

[1]［美］杰奎琳·B.伯森斯：《认知行为治疗的个案概念化》，李飞等译，北京：中国轻工业出版社，2019年。

的记忆有关。比如在他人对待 A 的态度里，A 的爸爸总是觉得 A 干什么都不行。在这种情况下，不断内化到 A 的心理后，面对学不会的数学就会不断产生："我什么都做不好，最基本的学习也都学不好，这本书我也看不懂"的想法，并且在这个过程当中反复地去强化这个理念。这和早年的经历和重要他人对 A 的态度其实有很重要的关系。

抑郁患者往往是因为其内在的负性认知循环导致了消极态度。比如，当抑郁症患者无法看书时，就会从自己做不好这件事情开始延伸到"自己做什么都不行"，导致患者遇事开始逃避，这在短期内可以减少焦虑，但是长期累积的结果就是患者会越来越不自信，并强化了"自己做什么事都不行"的信念，而外在的批评责备也会进一步强化此信念。在这个过程中，抑郁患者形成了既有内在认知层面上的恶性循环，又有行为和外在环境的循环。

针对抑郁症使用认知行为治疗的核心有两步：第一步认知重建，通过认知重建使抑郁患者了解到自己的想法是不真实的，不符合事实的。第二步行为激活，通过鼓励患者采取另一种非逃避的正向方式的行为来减少焦虑、抑郁的情绪。比如在学习数学这个例子里，虽然逃避数学可以短期降低焦虑水平，但是长期付出的代价会更大，由此咨询师可以鼓励患者除了不学习数学这种方式，是否还有别的方式可以帮助自己对抗焦虑与抑郁。

同样，恐惧症也是机体内在的认知信念表现。当个体遇到恐惧源时，逃避并不是一个最佳的选择，当个体选择逃避时，恐惧依然存在，并且恐惧背后的信念并没有得到实质的改善。当患者恐惧时，咨询师可以鼓励患者去察觉恐惧的想法，这个事物是自己所恐惧的吗？它会产生实质性的威胁吗？通过患者自己去察觉恐惧信念可以让患者能更理性地去分析问题。

咨询师依据认知行为疗法理论对来访者的问题进行理论假设。具体来讲，针对来访者的问题要获取哪些信息，如何获得信息并加以有意义的综合，如何利用信息进行临床预测和假设，从而由这种判断或假设进一步形成咨询计划的雏形。比如怕尖嘴的事物，见到类似的事物就会产生焦虑并且采取逃避措施，逃避时并没有意识到最坏的情况并不会发生，恐惧就会继续强化。

第二节　认知行为治疗之个案概念化

新手咨询师进行个案概念化时，以下两个困扰是非常常见的，如下图9-1。

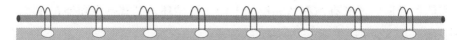

◎问题并行，不知道处理的顺序。

来访者可能会同时面对很多的问题，这些问题可能是跟人际关系相关的、跟家庭相关的或者是跟工作相关的，轻重缓急各有不同，应该按照哪一种顺序来处理这些问题呢？

◎套不进模板，手忙脚乱。

认知行为疗法中有很多针对特定障碍的概念化模板，如果咨询师评估的结果刚好和这些模板相匹配，咨询师就可以去选择对应的模板。但有时候也许不能在第一次的评估中就判断出症状，没有办法第一时间找到很好的匹配方案，这时要如何来规划咨询呢？

图9-1　个案概念化常见的两大困扰

解决上述困扰最好的办法是使用协同个案概念化模型。这个模型非常强调在概念化的过程中来访者与咨询师的合作，也就是说概念化的过程其实是来访者和咨询师共创的过程。协同个案概念化模型有三大原则，分别是概念化的层次性原则、协同经验化原则、聚焦资源和韧性原则。[1]

概念化的层次性原则。指的是个案概念化可以在不同的水平上去做，而且这个深度是层层递进的。最浅的层次是描述水平，再往上是横向水平和纵向水平。横向水平的概念化层次比描述水平要稍微高一些。在水平的概念化当中，咨询师先要识别来访者一个关键的问题行为，关键的问题行为指的是会给来访者造成痛苦，或者会影响来访者的正常生活、正常人际关系的行为。比如在很多有抑郁症状的来访者身上，都会发现一个很常见的行为——反刍，反刍意味着当一件不好的事情发生之后，抑郁者会把这个不好的事情反反复复地想，越想越难过，越想越生气，越想越抑郁，最后就会被负面情绪卷进去。

协同经验化原则。这个原则强调两个方面——协同性和经验性。协同性，指的是在个案概念化过程中，需要考虑来访者的人格特点、触发事件、思维方式、思维内容、情绪和行为之间的关系。经验性，要将咨询师在既往进行个案概念化过程中的经验相结合，尤其是关于事件、思维、情绪和行为之间的内在联系方面的经验。

聚焦资源和韧性原则。这意味着咨询师要识别来访者隐藏的资源和长处，很多来访者可能有自己都不知道的资源和长处，尤其是有抑郁症状的病人，通常他们对自己会有一些很负性的自我认知。

举例说明，对一个创伤后应激障碍患者的自伤行为进行行为链分析，来访者身上的出发点就是对危险的觉知，来访者感觉到周围的人可能都会伤害自己（语言伤害，甚至是暴力行为伤害），这种对危险的觉知会激活来访者内在的、对于自我或者对于世界的图式。当这个图式被激活之后，就会有相应的一些思维改变，这些思维可能会以一些闪回的意象形式来呈现。相对应地，来访者身上会出现恐惧的情感体验以及身体反应，比如心跳的

---

[1] W. Kuyken et al.,"The Science and Practice of Case Conceptualization,"*Behavioural and Cognitive Psychotherapy*,2008,Vol. 36（6）：pp. 757–768.

改变、呼吸的改变、身体出汗等。当来访者感觉到这些身体上的反应和情绪上的变化时，来访者就会感到痛苦，为了应对这种痛苦，就会出现作为关键性问题行为的自伤行为。这时，创伤后应激障碍患者的思维又会对自伤行为做一个二次认知评估，对行为的评估或者说自动思维又会再次产生一种相应的情感体验，比如觉得羞愧或觉得悲伤，这个二次的认知加工过程又会反过来去强化原有的图式，这样就会形成一个循环，使得整个行为反应在每次碰到出发点的时候会不停地发生。

第三节　个案概念化的实操及问答

下面通过一个实际的例子来阐述在个案中怎么做个案概念化。

案例分享

个案概念化（Z：咨询师　L：来访者）

Z：您可以讲一讲您的情况吗？

L：好的，前几天，我的心情不太好。我一直很想换工作，前几天我跟我的叔叔讲我想要换工作的事情。我先发了微信给他，他一天都没有回复我，于是隔天早上我就打了个电话给他，结果他也没有接我的电话。我就很难过，我感觉他可能是在埋怨我，认为我很麻烦，整天就知道给他制造麻烦。

Z：好，所以您的情绪是难过。您觉得他会怎么想？

L：他会觉得我一天到晚就知道换工作，就只会给他制造麻烦。

Z：给他制造麻烦？

L：对的。

Z：所以您会产生难过和担心？

L：对。

Z：您担心他会这样认为您。

L：是的。

Z：好，叔叔没回微信，是什么时候的事情？

L：是星期二的晚上11点，我给他发了微信，然后一直等到第二天的早上10点半也没有回我。

Z：所以您有难过有担心。

L：对。

Z：一直换工作，您认为这件事给叔叔添了麻烦，也是这样子的一个认知。行为层面上呢，您打电话确认过了吗？

L：是，还在心里猜测"他是不是不喜欢我"，然后就出现了很多很多念头。

Z：您会担心他不喜欢您。好的，当您有这样想法的时候，您的行为反应是什么？

L：行为方面好像没有什么特别多的反应，就是纯粹地很担心。我很想通过打电话确认，但是他还是不接电话，而且他还挂断了我的电话。

Z：所以这个时候您在做什么？

L：我记起来了，就是在给他打电话之前，我先哭了一会儿，然后再给他打电话的。

Z：看来确实您是很担心的？

L：是的。

Z：好，您看这是我们的一个事件，还有什么事情让您有一些情绪糟糕的体验？

L：情绪糟糕？那就是工作。

Z：可以具体地说一说吗？

L：学校出行非常不方便，每当我要出门去搭公交车的时候，我必须要走20多分钟的路程。天又很热，所以我就特别生气，很不高兴。

Z：这是什么时候的事情？

L：大概是在上周日。

Z：几点钟的事情？

L：大概早上10点。

Z：10点是吧？当时就出现不方便了，所以让您觉得有些生气不高兴。

L：是的。

Z：那个时候您心里面在想什么？

L：我在想"学校实在是太差劲了"。因为学生没有返校的时候，我们这些住校的老师出行特别不方便。为什么学生返校后才有校车？这对我们不公平。

Z：不公平对待？

L：是的。

Z：好。所以您要抱怨觉得"学校太差劲了"。

L：对的。

Z：您觉得学校不公平地对待时，对您来讲意味着什么？

L：我在想教职工的生命价值是没有学生高的。

Z：好，这是第二个事情，让您觉得是生气和不高兴的。您还可以举一个例子吗？就是给您带来消极情绪的这一部分的。

L：好的。可能是我投了简历去别的学校，一直都是石沉大海，没有下文了。

Z：这是什么时候的事情？

L：大概4月中旬。现在已经是5月中旬了，一直没有下文。

Z：好。投简历没下文，那个时候您的情绪是什么样子的呢？心情是什么样子？

L：我的情绪是相当低落的，就是很不高兴，就是低落、沮丧。

Z：是的。那个时候当您看到投简历没有下文的时候，心里面是怎么想的？

L：我心里在想是不是我真的太差了？是，所以我才会屡次都通不过。

Z：我太差了是吧？

L：对的。

Z：好，当您想到太差了的时候，您自己的行为就是叹气就是抱怨，生理的反应是叹气、抱怨。

L：对，有时候会跟同事说，就很喜欢去找同事抱怨。

Z：好，前面叔叔没回您电话的时候，您会抱怨吗？

L：会去找同事抱怨。

Z：也会抱怨是吧？如果是说这件事情应该不是抱怨，就会开始责怪自己。

L：对。

Z：有自责是吗？

L：对。

Z：好。太差了，也有自责是吧？

L：对。

Z：对外是抱怨，对内是自责。

L：对的。

Z：好的，以上我们来看一看，我们看一看您这三个事件，我们看看有没有什么共同的规律，可以吗？

Z：好的。第一个事件，叔叔没有回复微信，电话也没接，您难过担心，实际上您担心的是什么？您觉得会经常给叔叔找麻烦，但您更担心的是"他不喜欢您"，是吧？所以您的行为模式就会采取抱怨自责，甚至还有哭的这一部分，是这样子的吗？

L：第一个的话，对的。

Z：好，第二个是上周日早上10点过后，因为出行不方便导致了不高兴，觉得"学校太差劲"，认为学校不公平地对待教职工，感觉"自己的生命价值没有学生高"。

L：是。

Z：所以您会抱怨。

L：是的。

Z：当然另外一个就是换工作，这也是很重要的一个方面是吧？

L：是。

Z：觉得这里体现不了您的价值。好，第三个事件就是说投简历也会低落沮丧，觉得"自己很差，自己太差了，我太差了"，所以叹气、抱怨、自责。从这里面看到了什么？这三件事情里面它有什么共同的规律吗？

L：我的行为模式都是在自责地抱怨，情绪都是很沮丧、焦虑，然后不开心。然后我总是觉得"自己很差"。

Z：对。不管是在跟叔叔的沟通，或者是说在学校出行工作这方面，觉得自己可能是不是没有价值的？

L：自己是很差的。

Z：对，自己是没有价值的。好，您看到了这个里面的规律，每一个导致您沮丧，不高兴的，好像只要碰到这个地方您就会不高兴是吧？

L：对的。

Z：我们来看一看，您觉得"自己是很差的，自己是没有价值的"。在这个里面，您关于自己的能力这方面，您的假设规则是什么？期待是什么？

L：我希望每个人都能尊重我。

Z：能尊重您的什么？

L：能尊重我的能力。

Z：所以您给自己的规则就是我应该怎么样，关于能力方面，"我应该受到关注，我应该去更加努力，通过努力让别人认可我的能力"，是这样吗？

　　L：是。让别人来认可我的能力。

　　Z：好的。如果别人不能认可您对您来讲怎么样？

　　L：这是一个非常糟糕的事情，我觉得就是不能认可我的能力，那么就是证明了，我真的是个很差的人，就很糟糕。

　　Z：好，当您觉得自己很差的时候，您会有一些什么样的补偿策略呢？

　　L：比如说换工作，希望找更好的学校……对，就是会转移到另外一个事情上面。比如说这个学校不行，我就换另外一个学校，这个学校待遇差，不认可我，对吧？我就去另外的学校工作。

　　Z：当您渴望得到别人的认可时，您会做些什么？

　　L：我可能就是会去找到这个人，让这个人对我改观，对我表达认可。对，就是会不停地去证实我自己的想法——从她（他）的身上去不停地证实我的猜想，"您究竟认可我吗"。

　　Z：从别人身上去证实是吧？在您以前会不会为了获得某些人的关注而去做他们喜欢的事情。

　　L：会。

　　Z：然后是很喜欢跟同事抱怨，希望获得他们的心理安慰。

　　L：对。因为我的同行们也是心理咨询师，他们会给我非常专业的这种同理心求关注。

　　Z：这是您的一个补偿策略，还有吗？

　　L：关于补偿策略，差不多是这样。有时候会遇到不公平的事情，会跟陌生人发生争吵，如果看到对方吵不赢我的时候，我就很开心。原来我自己还喜好吵架。

　　Z：看起来您吵架很厉害，不仅抱怨厉害，吵架也很厉害，是这样吗？

　　L：对。

　　Z：好的，谢谢。我想了解一下，您看真正影响您的，和您的信念"自己是很差的，没有价值的"有很大关系，是这样的吗？

L：是的。

Z：我想了解一下，您的想法是从哪来的？最早是什么时候开始的？

L：如果是要追溯到童年的话，我觉得是跟童年的教育经历有关系的。

Z：可以多讲一点吗？

L：比如说我的父母都是教师，他们会对我有很高的期待。他们从小在很严厉的家庭教育环境中成长，造成了父母对他们自己要求严格，也会经常教育我，说我没用、不上进的、做得还不够好，还会经常用非常严厉的要求对待我。

Z：所以实际上您有这样的信念，是跟父母对待您的态度有关系，它不断地在强化您的信念。

L：是的。对。所以造成了，现在不管我是对自己还是对别人其实挺苛刻的。

Z：所以苛刻地要求自己，这也是一个补偿策略。

L：对。

Z：不容易，您的模式持续了多少年呢？

L：从我记事起到现在可能有二十来年。

Z：您觉得大概就是二十年了。

L：（笑）

Z：这笑是什么意思？

L：因为我不想说出我的真实年龄。

Z：对不起。好，20年。您刚才讲到了父母的高期待，甚至文化因素都有关于父母教育孩子的，是吧？

L：是的。

Z：好，我们一起来填一填这张表。情境一：周二的晚上11点，给叔叔发微信没回，自动思维是我们第一项下面的这种思维——我一天到晚想换工作，给叔叔添加麻烦。自动思维的意义是什么？他不喜欢我，或者是他可能不喜欢我，情绪是难过，行为是产生担心，打电话求证，开始流泪，抱怨自责，是吧？

L：是的。

Z：这是我们的第一个情景。好，第二个情境：上周日早上10点过后，在学校的出行不方便，就是走出学校需要二十几分钟，刚才讲到了是吧？

L：是的。

Z：所以那个时候您的自动思维是学校太差劲了，不公平对待我们，我的生命价值没有学生高，情绪是生气、不高兴，行为是抱怨。

L：是。

Z：好。情境三：4月中旬，投简历没有下文，自动思维是我太差了，其实这种思维的意义也是自己很差劲。情绪是低落沮丧，行为是叹气、抱怨、自责，是吧？

L：是的。

Z：好，我们来看一看这三个情境，您会发现导致我们情绪比较难过、担心、生气、不高兴的，似乎有一些相同的模式。我们面对这个模式时，补偿策略是什么呢？首先是，比如说，不停地从别人那里得到证实，希望别人从一个积极的角度认可。还有抱怨，以抱怨的方式来获得心理安慰。还有对自己的苛刻，这也是一个通过严格要求自己，激励自己努力上进，以此达到减少自己差劲想法的模式。好，您是希望每个人都能尊重您的能力，是吧？规则是必须要通过努力才能得到别人的认可。以及我必须要对自己更加苛刻，才能得到认可是吧？

L：是的。

Z：假设，如果别人不能认可我的能力，那是很糟糕的。

L：是的。

Z：我们再来看自动思维的核心信念。第一个，叔叔不喜欢我自己很糟糕，很差劲。第二个，我的生命价值没有学生高，也是代表自己很差劲是吧？

L：是的。

Z：第三个我直接感觉我太差了，所以核心信念，觉得自己很差，自己是没有价值的。

L：是的。

Z：而这上面一个关于童年的资料，发现爸爸妈妈都是教师，他们对您有高期待，也很严厉。所以他们的这种严厉，他们认为您什么都做不好、没有用，或者是做得不够好，是吧？

L：是的。

Z：当然也包括您父母的态度，您看这就形成了整个二十年的心路历程。您看到这个是什么感受？您从这里面看到了什么？

L：是的。尽管可能我在很多人的眼里看起来好像也不是那么差，但是我仍然觉得我自己比不过别人，然后也觉得自己特别差。

Z：其实您差不差不是跟您的外在条件有关，而是和您自己内在的图式有关。叔叔没回微信，学校出行不方便，投简历没下文……您看这些事情就像是一个出发点，把您的图式给激活了。

L：是的。

Z：所以就引起了您的情绪、行为。

L：对的。

Z：看来您在这个图式里面转了很多年，二十年了，也该差不多了。

L：对。怎么办呢？

Z：可能如果要改变这些核心信念的话，其实最简单的可能就是从一些情绪方面入手。

L：情绪方面怎么来入手？

Z：对，就是当自己在沮丧的时候就要提醒自己这种信念又出来了。

L：要觉察是吧？

Z：对，不是卷进去。情绪又出来了，模式又出来了。要通过一些信条去改变自己。

L：这种其实也没有那么差，给叔叔打电话这件事情，也许是他在忙，或者是他当时在开会，所以才会把电话挂掉，所以不应该要沮丧，而是说要不再等一等。

Z：好，刚才有一句话让我印象特别深刻，您说其实也没有那么差是吧？

L：是的。

Z：好，可以讲一讲吗？您说自己没有那么差，有什么证据来证明自己真的就没有那么差呢？

L：就拿学业来说，我从一个垃圾本科大学毕业后，通过自己的努力，成功申请到了去香港读硕士的名额。我就觉得从这一点来说，我已经比很多人都强了，至少我还是一个正正经经念过硕士的人。硕士毕业后确实是改变了我很多。

Z：好，这是第一个证据。

L：对。还有其实叔叔后面是有回微信给我的，是在当天下午两三点，虽然他没有告诉我他是因为有什么事情没接我电话。我当时就在想，他可能有事情在忙，不是讨厌我。我一直在安慰我自己，但是感觉又不是真的安慰，是一直在告诉自己，叔叔可能当时真的有事情在忙。而且叔叔还告诉我，他不太希望我换工作。

Z：所以其实叔叔并没有觉得您是麻烦的，他后面还是回复了您的。

L：是的，而且我以为他会骂我，但是他没有，他很心平气和地跟我分析了现状。

Z：也并不是不喜欢您。

L：对的。

Z：好，这是第二个。第三还有吗？

L：其实应该还有，但是我突然就很难想得到。

Z：好，所以看来如果从家庭作业的角度，这就是第一个家庭作业。是想一想还有没有什么反驳证据？

L：好的。

Z：好的，第二个就是说既然您觉得自己没有那么差，那么从客观的角度，刚才还讲到了，其实同事也认为您不是那么差。

L：对。

Z：他们是怎么认为您的？

L：他们觉得我在工作方面还是很有热情的，对学生也很负责任。

Z：对学生负责。

L：对他们会讲出具体的一件事情，觉得我很有热情，我从来都没有就是说哪个老师在这一方面是做得这么好的，包括学生的口碑也是相当好的。

Z：对学生负责，您的热情，学生评价口碑……这样一说，现在有五个证据来反驳了。

L：是的。

Z：对，这是事实吗？

L：这是事实，应该没有吧？

Z：是。所以您现在怎么看待自己关于"我是很差的，自己是没有价值的"观念呢。我们刚才讲到了五个证据以后，您会怎么认为自己呢？

L：我会觉得其实自己是有优点的，之前上这门课，然后老师说自动化思维的认知加工过程就像一个筛子，会把那些坏的东西全部筛选进来，就是放大了自己不足的地方，然后把自己的长处全部都筛掉。看到了这个模式。

Z：是的。您刚才讲到自己是有优点的，我们再来看看您自己是怎样客观地评价自己能力的。以前您评价的是"自己很差劲，自己没有价值"，可是刚才我们有五个方面的证据来反驳。事实上，就是说，您也没有您认为的那么差。客观的情况是什么样子的呢？

L：客观的情况就是说粗心大意是一定有的，但是热情跟毅力这些我还是有比其他人都要高很多的。

Z：所以您自己是很差的吗？

L：自己的能力不会很差，就是不会说陷入了刚刚那种沮丧的心情，我觉得自己真的很差。但是现在有新的例子就是重塑自己经验以后会发现，其实自己真的不是想象中的那么差。

Z：自己是什么样子的？

L：自己应该是有认识到自己的不足，但是还是会不停地努力去做。这一个工作不会说请您放弃的，觉得自己其实还是可以的。是的。

Z：确定吗？自己是可以的。

L：是的，对。

Z：这些能力是可以的。

L：很好。

Z：这周拿什么来证明您自己真的是可以的？所以您需要做什么？

L：这周五的晚上也就是明天晚上有个学业工作坊，都是我自己负责的，然后如果成功了，我觉得就应该可以证明其实我对这一块还是有一定成就的。

Z：好，这是第一个事情，还有吗？

L：还有可能就是说要回听一下认知行为治疗的课程。我以前经常怀疑自己的学习能力是很差的，但是我要告诉自己，一定要坚持去听认知行为疗法的回听。我上课经常会漏听，注意力不是很集中，所以即使可能这个课程我有很多很难理解的地方，但是我还是要坚持去做。

Z：好，所以这样也证明自己真的是可以做到的。

L：是的。

Z：好。谢谢您今天作为一个例子，做了一个概念化的图表，看到了您的图式是"自己是很差的，没有价值感"。通过单一分析找到了五个方面来反驳，结果是发现其实自己是可以的。然后有两个行动，一个是周五的工作方式，一个是回听，如果您做到了就证明您真的是可以的，是吧？

L：是的。

Z：好，今天就这样可以吗？

L：好的，可以。

Z：好，谢谢。

第十章　结构化

第一节　结构化概述

认知行为治疗特别强调结构化，整个咨询的过程，从第一次初次访谈评估到最后一次，都有清晰明了的结构（如表10-1）。

表10-1　来访者人口学信息统计

姓名：
年龄：
职业：
婚否：
学历：
……

朱迪斯·贝克在《认知疗法：基础与应用》（第2版）（2013）中有详

细的描述：在第二次咨询过程中，需要了解来访者的情况，通过心境的检查，日常的设置获取来访者最新信息，询问最近一周情况怎么样，再检查之前留下的家庭作业，并对这个过程中出现的问题进行先后排序，决定这次咨询过程中讨论的内容①。

一般来讲，在咨询过程中一次聚焦于一个信息是比较合适的设置，在结束阶段给出或引出总结，跟来访者讨论下一步的家庭作业（或者说是行动计划也许会更恰当），再引出来访者的反馈，这就是第二次咨询需要完成的主要任务。任何一个个案的第二次咨询过程基本上都是相似的流程。

第三次咨询过程中有些部分与第二次是十分相似的，主题需要经过评估才能设置，也就是需要通过家庭作业的检查，对来访者这段时间的基本情况的评估后才能确定主题，再进行家庭作业的布置、总结和反馈。同样，第四次咨询还是参照这个模式。

最后一次咨询需要怎么进行呢？首先还是做心境评估，再是日程设置，收集来访者的信息，进行家庭作业的检查。跟以前的咨询过程不一样之处，是在咨询的后期，咨询师需要去总结从第一次到最后一次来访者整体情绪的变化过程。当然这个变化主要是指出来访者产生了积极转化的证据。然后是讨论咨询的结束，以及关于结束后，来访者自己的感受想法，咨询师总结后让来访者补充，进行再次总结。此外，咨询师还需要和来访者讨论，结束咨询后如果再次遇到复发的情况，来访者应该怎样从学到的内容中更好地提炼出需要的内容，学习到的技术怎样运用才能更好地帮助自己，最后进行告别与祝福。

在这个结构中也有需要注意的问题，第一个问题，比如遇到像精神分裂症、边缘型人格障碍等这一类的患者，他们是反结构化的。通常情况下，这类患者的表达是碎片化的，在这种情况下，按照上面所讲的结构化进行

①［美］朱迪斯·贝克：《认知疗法：基础与应用（第2版）》，张怡等译，北京：中国轻工业出版社，2013年。

推进是很困难的。第二个问题是如果设置好日程后，重新转换了话题应该怎么办？咨询师可以去继续这样一个话题，但需要让来访者明白这个话题很重要，让她（他）先选择，然后再进行聚焦。因此，在结构化当中，转化和聚焦是非常重要的，但这个聚焦不是咨询师聚焦，而是由来访者自己来进行选择。

实际上，学习结构化分为三个阶段：第一个阶段就是按照认知行为治疗的常见过程进行工作，如个案第一次来后要进行访谈评估，第二次咨询需要日程设置、心理健康教育、自动思维识别和调整以及家庭作业的讨论等，第三次及以后，需要更深入地对中间信念和核心信念以及有挑战的行为模式进行工作等。这个过程大约需要 2~3 年的时间。在这个阶段，鼓励咨询师在三人小组的练习过程中去学习和体会结构化。

第二个阶段，通常在这个阶段，咨询师对结构化已经掌握比较熟练了，来访者如果讲到最近情绪不好，咨询师就可以直接对来访者的情绪用0—10分进行评估，进入到技术评估的部分。

进入到第三阶段后就会发现，第一个阶段是认知行为治疗的结构在指引进行的具体工作；第二阶段是内化在心中，要有结构；第三个阶段，其实已经不需要结构了，因为结构就在来访者那里。在咨询的过程中，来访者自然而然地就会把结构呈现出来，这时，咨询师需要做的就是顺应来访者呈现出来的结构。这就是道家思想里面讲的"无为而治""顺其自然"，咨询师要做的就是去顺其自然，顺势而为。

在具体的练习过程中，咨询师可以尝试组成三人小组，做一次基本完整的心理咨询过程。在过程中，需要尤其注意它的结构化，例如日程设置结构化。

那么，咨询师在咨询过程中，与来访者的日常沟通任务就是针对某个具体事件进行情绪捕捉，然后始终沿着情绪和感受往下深入吗？答案既是又不完全是。事实上，咨询师不仅需要捕捉情绪，还有整个的图式。这个图式里面既有情绪，又有认知、意象、行为和来访者整体的模式等。在这个沟通过程中就需要对这些信息进行觉察，来访者呈现出来，咨询师则需要去体验这种呈现。同时有的时候也不一定要往下走，也许来访者的情绪就暂停在那里了，例如来访者有悲伤的情绪，咨询师应该陪着来访者在那个情绪里就可以了，这是需要咨询师根据来访者的节奏和度来决定的，而节奏和度就在来访者不断呈现的内容里面。

第二节　结构化要点

结构化是什么

结构化是指将逐渐积累起来的知识加以归纳和整理，使之条理化和纲领化，做到纲举目张。一般我们讲思维的结构化是以假设为导向，以事实为依据，通过分类发现问题的关键维度，并收集信息资料加以验证，对问题进行系统分析和解决[①]。

在结构化里，个案概念化是导向，用收集的资料跟来访者探讨其行为，以事实为依据对来访者进行分类和评估，去发现、评估其关键维度，并且还需要不断地搜集信息资料加以验证。

但是这个方法有时候也不一定准确。有时候第一次做个案概念化后，在后期搜集信息的过程中发现还会出现其他的问题，比如做咨询时会发现，有些来访者表现出的是焦虑症状，但是焦虑症状是合并或者继发的，搜集资料加以验证，再逐步分类后，发现来访者其实更符合抑郁症状。

临床与咨询心理学的研究中，专家和新手之间最大的不同即知识结构特征和问题解决策略的不同。专家记忆中的知识是经过组织，且具有良好

---

①张娟、莫雷、温红博：《特征概率影响多维和少维类别的分类学习和特征学习》，《应用心理学》2007年第13期。

结构的。

赫伯特·西蒙（Herbert Simon）与合作者威廉·蔡斯（William Chase）在1973年曾发表了一篇关于国际象棋大师与新手的比较论文，他们发现，把一盘棋摆好再打乱，围棋大师恢复棋盘的速度远远快于新手，这是因为围棋大师用了结构化的方式去记忆棋子是如何摆放的。由此，也能看出良好的训练会对人们的记忆方式产生影响。[1]

莫雷老师在2007年也讲过，学生对于知识的学习，只有实现了概念化、条件化、结构化、自动化和策略化之后，才能真正促进问题的解决。[2]

心理治疗时，咨询师不仅要看到来访者的症状，还应该看到来访者这个人本身，结构化是最主要的最有效的方式。省时或者是有效益。这样的方法能让大家很快地解决自己的问题。结构化分析思维的核心就是分解问题，就像是建立一个金字塔的结构，分析问题的时候，从底层到高层，底层是数据，慢慢地找到事实，再找到主要观点，最后得出结论。

举一个例子，人一生会遇见的人是多种多样的，在您人生中，与您擦肩而过的，或者是相拥而过的人，他们都是谁呢？用结构化的特征就能很容易地把他们进行分类。把时间和人这两个维度组成四个象限，再通过对错这两个维度去看会遇到什么样的人，如果是在正确的时间遇到了正确的人，就会得到幸福；如果要是在对的时间遇到了错的人就是一场心伤；如果是对的人遇到了对的人但是在错的时间，是一声叹息好遗憾，觉得生不逢时；是错的时间又遇到错的人，这就是一段荒唐……按照这样的结构化，就可以把一个人的感情经历和遇见的人做一个很好的结构化表达。

结构化产生，跟美国第一个获得心理学博士学位的已婚女性，被称为

---

[1] Herbert Simon & William Chase, " Perception in Chess," *Cognitive Psychology*, 1973, Vol. 4（1）：pp. 55–81.

[2] 张娟、莫雷、温红博：《特征概率影响多维和少维类别的分类学习和特征学习》，《应用心理学》2007年第13期。

第十章 结构化 141

"管理学的第一夫人"的莉莲·莫勒（Lillian M. Gilbreth）和被誉为"动作研究之父"的弗兰克·吉尔布雷斯（Frank Bunker Gilbreth）夫妻两人研究的动作分析有关——为了提高效率，夫妻两人用照相的方式，把一个人的动作分解成了17步，目的是减少动作的浪费，从而促使目标完成定量。比如把搬砖的过程拍下来，并分解成17个动作，以此来减少每个动作的余量——双手扣着拿砖块会浪费时间，但如果只是简单的抓取就会节省时间。[1]

结构化分类

第一是咨询师成长的结构化。比如关系建立给出4分，反馈给出4分，共情给出4分……一共14项里，咨询师能得到多少分，能达到什么标准，即分数证明了咨询师的等级。

第二是个案概念化的结构化，即如何形成个案。它可以分为三个层次，即自动思维、中间信念和核心信念。这个事件里边是什么样的自动化思维，这个部分的意义是什么，带来情绪是什么，观念是什么，身体感觉是什么，行为是什么。然后再回到中间信念，回到核心信念，加上来访者过往的童年经历……其实这就是一个概念化的过程。

第三是认知行为治疗流程的结构化。以咨询次数和每个阶段的重要任务为例，来访者咨询结束后，过一周回到咨询室，咨询师可以询问来访者在过去的这一周里发生了哪些改变，尤其是积极的改变，当来访者找到积极的改变后就会发现自己有改变的资源。后续当来访者再出现问题时，咨询师只需要问："用您解决上次问题的方式，您会怎样重新看待这一次的问题呢？"来访者就会开始思索，从上次的积极经验中找到适合解决这次问题的办法。

对专病理解的结构化和咨询师笔记的结构化。亚伦·贝克做记录时也

---

①高广宇：《可以量化的心理学》，北京：经济日报出版社，2018年。

用到了结构化，因为这更有利于形成个案概念化。结构化需要在督导的督导下长期练习和领悟，逐步由熟悉到灵巧，再到融会贯通。

结构化在咨询过程中非常重要。实际上，咨询师可以通过先一周一次访谈，再逐渐变成两周一次、三周一次再到一个月一次。这个过程里还包括咨询师成长的结构化。比如在第一个阶段里边，咨询师成长要有基本概念，要收集信息，要做好安排，用不同的视角去看来访者的想法，并学习基本的认知行为技术。在个案概念化的过程中，增加自动化，做出假设，从而确认或修改对来访者的看法等方面。同时，还需要做一些适当的改变，运用基本的认知行为疗法的结构化和技术，尤其是对那些有人格障碍与困难障碍的来访者。首先找出来访者的核心信念，再是中间信念、自动化思维，以及来访者的反应……按这样的方式，通常情况下，三到四次咨询就能找到来访者的模式，以及核心信念。在治疗流程的结构化里，治疗的频率，一般8~20次，时间为40~50分钟，每周1~3次。

第三节　结构化过程中的注意事项

西方的文化讲究逻辑和理性，而结构化正好是西方文化的精髓，它将逐渐积累起来的知识加以归纳和整理，使之条理化、纲领化，做到纲举目张；中国文化则讲究含蓄表达，比如模糊或者体验，这都属于非结构化。中西方表达方式偏向于在体验的基础上实现结构化，这也是将认知行为治疗引入国内的关键，不仅要继承西方的结构化，也要融入中国的语言表达方式，才可以真正将认知行为治疗做好。

认知行为治疗的第三浪潮就是来自东方的正念觉察。正念最初源于佛教禅修，是从坐禅、冥想、参悟等发展而来。有目的地、有意识地去觉察当下，而对当下又都不做任何判断、任何分析、任何反应，只是单纯地觉察它、注意它。后来，正念被发展成为一种系统的心理疗法，即正念疗法，就是以"正念"为基础的心理疗法。

结构化就像一个十字架，可以横向和纵向深入。要做好结构化，首先就需要有概念化。在教育心理学的理论下，概念化就是指学生在学习时，能够将媒体传递的信息在头脑中真正建立起来的科学的概念。有时候，学生虽然从形式上记住了书面语句，但不一定表示就真正理解了知识，也不一定能形成科学的概念。训练学生在学习时，将新学的内容与头脑中已经存在的有关经验建立起内在的科学的联系，只有这样，才能形成真正的理解。

基于以上，在咨询中的概念化就是一种假设，基于认知行为治疗理论的假设。咨询师在咨询初期就需要对来访者进行访谈评估，了解来访者想要解决的问题，并制定初级个案概念化方案，决定咨询师是否适合来访者。咨询师还需要注意的是，在咨询初期建立与来访者的治疗联盟。所谓治疗联盟是在病人与分析师相互作用过程中建立起来的一对一的、互动的操作性和建设性的合作关系。如果来访者的问题涉及家属，咨询师还需要与其家属建立联盟，但是切记，不要对家属进行埋怨和指责，哪怕来访者的问题是其家属导致的。正确的做法是引导家属了解并进入治疗的结构和进程中去，在这个过程中去识别来访者真正的问题是什么，然后与来访者设置咨询目标。

咨询师在进行评估时，首先需要收集来访者的人口学信息，如姓名、年龄、工作、婚恋等，再让来访者对自己的基本问题进行主述。咨询师根据来访者的主述，围绕主述的前因后果，了解、触发来访者情绪的具体原因、当时感受和应对策略，适当了解来访者的生理病史，之后可以了解来访者的成长背景，家庭情况和教育情况等。最后，咨询师根据了解的这些内容制定来访者的个案概念化方案。

第四节　小结

结构化重要性

访谈过程要有结构化，这有利于对来访者的问题进行系统分析和解决。

关于结构化的重要性，可以从意义说起。如果使用经典精神动力学的方法来治疗患有精神障碍的病人，是需要花费大量时间和精力的——病人会好几年以一周三次的频率躺在椅子上接受治疗。但是如果使用结构化的方法，就会大大地节约时间和精力（通常情况下，6~14次的设置，就可以让病人痊愈）。

结构化的方法其实也是一个问题解决的思路，把相关的知识进行归纳和整理，保证条理化、纲领化。同时以假设为导向，假设根据来访者的认知、行为、情绪，来判断来访者是否具有抑郁倾向。并在这个过程中，不断地去通过已知事实对假设进行验证。然后再进行分类发现问题的关键维度，这样有利于对问题进行系统分析和解决。

所有的咨询师的成长结构化分为三个不同的阶段，每一个不同的阶段都有不同的要求，需要咨询师不断地学习。

在初期阶段，通常情况下，咨询师会把第二次及以后的咨询分为三个部分——初期阶段、中间阶段和结束阶段。初期阶段，咨询师需要了解来访者的心境、这周和上周的改变，对上次咨询时留下的作业进行检查，再对要解决的问题进行排序。比如在这个阶段，咨询师问："上周回去以后您用了哪些方法让这一周的生活有了不一样？"来访者回答："还真有点不一样，我用您教我那个方法，我做正念好像能睡着了！但是我发现我还有个问题，就是我老想跟着正念的节奏，但是我很害怕我跟不上，脑袋好像一直在说'您应该再快一点'，但是身体又在说'让我再待一会'。"从对话中可以得知：来访者的身体速度会慢一点，但是头脑希望身体速度能快一点。这反映出来访者的身体和理智已经出现了冲突。

中间阶段，咨询师需要针对来访者的一个问题开始进行工作，通常情况下，这个时候就开始制订计划对来访者进行矫正。完成计划后对来访者再次进行评估，查看认知调整了多少，接着再针对下一个问题进行工作。

最后结束阶段，在咨询过程中需要留出 5～10 分钟的时间，请来访者反馈今天咨询的主要内容，以及咨询后的收获感想。敲定核实布置的作业，咨询师询问来访者作业中的困难之处是什么。在最后一次咨询时，会总结与分离，这里也涉及结构化的内容。其实结构化的框架在咨询中不需要生搬硬套，因为来访者是活的，不会完全按照假设走，并不是完全鼓励咨询师必须得在真实的个案当中按照结构化来进行。结构化也分为不同的阶段，初阶段最重要的事情是要有一个基本设置，把访谈评估做好。中间阶段，在咨询当中的结构化是需要咨询师把咨询过程慢慢地深入到一个高阶。咨询过程中，结构化看似没有完全体现出来，但实际上又在内在的过程中。

个案评估的结构化小结

任何一个个案，都要先做评估。通常情况下，前往心理咨询机构进行咨询时，都需要填一个表，回答几个问题（见表 10-2），比如主要的问题困扰是什么，咨询目的是什么，咨询目标是什么，有没有去过医院评估，有没有自杀什么等基本问题。这就是胜任力自评。

表10-2　胜任力自评表

问题	回答
1.当下什么问题最困扰你？	
2.你的咨询目标是什么？	
3.之前有没有去过医院评估？	
4.有没有过自杀想法？	
5.是否采取自杀行动？	

第五节　结构化案例实践与解析

在这一节里，邀请了两个学生分别扮演来访者和咨询师，用10分钟的时间做访谈评估，当然也要注意是扮演，不是真正的治疗。希望能通过扮演让读者对访谈评估以及结构化当中的初次方案评估有更深入的认识。

案例分享

角色扮演结构化评估（Z：咨询师　L：来访者）

Z：您好，这个星期过得怎么样？

L：还可以，特别忙。

Z：忙什么事情呢，工作还是生活？

L：工作的事情，我现在的职业是老师。

Z：期末了，通常这个时候老师是非常忙碌的。

L：是的。

Z：有没有什么困扰您的事情？

L：困扰我的事情……感觉做老师是一件非常困难的事情，有些时候感觉自己还在读书。

Z：您是说有这种在学校读书，当学生的感觉是吗？

L：对。

Z：是因为在学校里面的事情跟教学相关吗？

L：对，是的。可能因为我是新老师，第一年在教学上的困惑比较多。

Z：新老师的话，确实困难会比较多一些，觉得自己好像做得不够好。会有这种感觉吗？

L：有一点。

Z：有没有具体的事情？可不可以聊一下？

L：具体的事情就是，我教的班的同学成绩平均分比其他班同学的分数差特别多，关键是没有确切的方法去改进。

Z：如果说这个学期的平均分确实没有其他班级高，可能在比较低的水平，您会怎么认为自己呢？

L：我会感觉比较沮丧。当知道成绩时，我会觉得怎么会差这么多，之后就想我应该用什么方法去解决这个问题。第一个感受其实是我是不是不适合做老师。

Z：会对自己有怀疑是吗？如果说您真的就是处在自己认为的不是很适合当老师的处境中，您是怎么想自己的呢？

L：其实当时我最直白的想法就是，是不是因为我没有努力，或者说是不是在时间上或者在付出上的确做得不够，有这种想法。就是怀疑自己是不是真的没有吃苦，或者说真的没有付出更多的时间，然后伴随的想法是，我是不是真的要永远做老师，有点想逃避的感觉。

Z：刚刚我感受到了您的无力感，感觉您很想努力，但是又有担心自己做不好。我想问一下，如果现在以目前的努力方式，结果还是没有做到您想要达到的成绩，您会怎么想自己？

L：怎么想我自己？我是不是能力不够，这是最直接的想法。

Z：但是我看到您中间的各种比较。有些时候可能努力的过程比结果更重要，接受努力的过程更好一些。您觉得什么样的能力，或者您觉得什么样的样子才在您心中称得上好的？

L：因为也有其他新老师，可能第一年不是特别好，第二年就比较好了。我觉得可能第一年不能跟其他教师比。其实我觉得不要落后太多就行。第一年的话能跟得上其他老师，可能以后等我经验丰富了，自己再确定一个标准。因为现在第一年也没有对这个行业有特别多的认知，然后我的目标就是不要跟别人差距太大。

Z：您觉得您在这一点上做到了吗？不要跟别人差距太大。

L：肯定差距太大了，不然我也不会烦恼了。其实我最主要的困惑也不是说付出，因为像我们学校比较特殊，很多其他教师的子女都已经高考完了，也没有什么其他事情。我们五点放学，他们基本上要留到6点多才会走，就相当于把所有的时间都放在教学上。然后我就开始怀疑这是我想从事的职业吗？或者说我认为的成功是一定要去牺牲我自己的家庭生活或者透支我的生活、精力、时间，才能享受到成功吗？这样值得吗？我觉得这个应该才是我最大的困惑。如果我是因为自己不努力，所以做得不好，那我在正常的范围内去努力，我觉得是非常容易接受的。但是现在，我觉得有可能还是需要我用其他的生活去填补，这就有点让我难以接受和怀疑自己。

Z：如果有人选择把多一点的时间放在里面，也不是全部占用。您是愿意这样，还是说不愿意这样？

L：不，我已经想清楚了，不愿意这样。

Z：我感觉到您的坚定了，您不愿意把时间放在上面。

L：对，是的。比如说五点放学，我辅导个别学生到五点半我还能接受，但是到六点半甚至七点，我就有点难以接受。比如说我们五点放学，您留学生到七点，如果出了事情是您老师的责任。有些时候是这种困惑，没出事情，您留学生到很晚，成绩提升了当然是老师教得好，但是如果是辅导七到点又出了事情，那就是我的责任，我的错了。作为一个新老师，对于这种又想把老师的角色做好，又必须要保证学生的安全，这个度我掌握不好，所以我很容易困惑，我觉得这个应该是一个原因。

咨询师和督导师交流（Z：咨询师　D：督导师）

Z：中间信念和核心信念，我感觉已经出来了——"我是不是能力不够，我是不是做不好事情"，既然已经出来了那是不是后面就不需要进行了？我觉得我有的时候还是会被带入到来访者的情境中很难跳出来。然后应该怎样引导来访者从自己的角度出发，想到一个解决方法，这个太难了。我还有一个问题想问一下老师，如果我作为来访者，咨询师问我您有什么感受，或者说您当时什么感受？如果我说我就是很难受，我也描述不出那种感觉，那么咨询师应该怎么进行下去呢？再怎么接话呢？

D：可以有很多种方法，如果来访者说"我没什么"或者是"我很难受"等这类话，我会采用把描述具体化，比如问一个问题"最近有哪件事情让您有这样的感受"，然后再从这个问题开始，再到感受，慢慢深入。我想至少有几个方面可以做。第一个方面可以从时间线来做，什么时候有难受的感受？第二个就是具体化，发生什么事会让来访者有这种难受，就是把来访者拉到具体的实践当中去。第三个就是在具体情境当中的具体化。

Z：关于第二种第三种可以多讲一点吗？因为时间和事情我都知道，但是就是不知道怎么去问。

D：好，还可以有几种小技术，像当您难受的时候，比如说我们可以用情绪温度计0—10分去评判，现在的难受是几分？10分代表特别难受，0分代表一点感受都没有。

您也可以去引导来访者，比如对来访者进行提问："难受的时候心里面都在想什么？"或者是"想到了什么引发了难受呢？"。从意象的角度去引导，"可以说说有什么画面吗？"。但有的时候来访者描述不出来，还可以从身体反应角度去引导，"您难受的时候身体是什么样的感受？""在哪里的反应最强烈？"如果说是肚子反应强烈，我们就要去了解了，来访者对于肚子痛保持什么样的态度，是什么样的痛。这时还需要去评估是否是身体有问题，还是一个具体化的反应。还有一些其他的方式，比如问来访者："当您难受您会做什么？""以前有没有这样的难受，是怎么好转起来的，中途发生了什么？"等，这些小技术都是可以运用的。

您有什么样的感受？或者对您来说，您觉得您在什么时候没有好的掌控感，觉得需要深挖，以及对怎么将其"托起来"感到有些难？您想有掌控感，但实际上虽然您在努力地挖出，但是很难。其实在刚刚的练习中，问题在于来访者在整个教学过程中感到十分困惑，不知道要不要花费自己的精力和时间去提高学生的分数。来访者不知道是因为自己是新老师，还是因为付出不够，亦或是能力不够。

看得出来您很想帮助来访者，前10分钟速度应该慢一点，甚至在第一句话时，您可以问来访者："什么时候会让您产生这样的感觉"，这样您可能会轻松很多。但是我很佩服您的心态，当感觉咨询已经进行不下去时，还是很镇定，但是后来问题就开始出现了。来访者看到自己能力不足的部分，又看到了其他老师的做法，这给来访者带来了很大的压力。适不适合做老师，要不要再做新的选择，这牵扯到很多问题。在短短的10分钟内，您发现了很多问题，但是每一个问题都需要您深入挖掘，否则您就会发现虽然他有很多问题，但是您都解决不了。您着急帮他，挖掘问题，发现有许多问题，怎么办？一点一点来。我们曾经在自动化思维这一章说过，让来访者用陈述句将自动化思维表达出来。来访者的自动化思维表述全部是问句，这表明来访者自身是不确定的。我认为我们应该帮助来访者去确认自身的自动化思维到底是什么，把问句变成陈述句，随后您就可以开展相关工作。

第十一章　认知行为疗法心理师的成长

第一节　心理咨询师成长通用模型

　　成为一个专业的认知行为咨询师之前，首先要成为一个专业的心理咨询师。作为新手咨询师或咨询师的成长路径是什么？应该怎样去成长呢？需要听什么样的课程呢？注重哪方面的能力呢？……

　　第一个方面，咨询师必须具备扎实的基本能力。约翰·麦克里奥德（John Mcleod）基于前人研究的心理咨询师所具有的技能基础上，介绍了心理咨询师能力模型的通用模型[①]。通用模型不管咨询师属于哪个流派，只要具有基本的能力（能力的具有来自咨询师的意识、对工作理论的理解、对个案的咨询技能、人际关系的技能等）就能适用。在人际关系的互动过程中，咨询师能够表示出倾听，能与来访者共同沟通、共情、在场，这是很重要的；保持在"临在"的状态，有对非语言交流的意识，保持对声音特质的敏感等方面也是很重要的。

　　第二个方面，咨询师个人信念的态度。个人信念的态度是指咨询师是否能以人为中心，即无条件地接纳、包容来访者，能够去看到并相信来访者的变化，遵守伦理性和道德性，对来访者和自我所拥有的价值具有敏感性，是一个中立人。

---

　　① John Mcleod, *Doing Research in Counselling and Psychotherapy*, London: Sage Publications, 2001.

第三个方面，咨询师要具有理论基础。即拥有概念化能力，能够理解来访者的问题是怎样形成、产生和维持的，能够预判在未来这些问题会呈现出什么样的结果。能够了解来访者的知觉，同时在收集信息过程中对信息进行概念化，并不断地做调整，对问题的解决有广泛的技能。

第四个方面，个人健康。健康是指咨询师有一般的情绪调节能力、自我揭露能力或者自我暴露能力。作为一个专业咨询师，还要有能容忍来访者的能力，如果来访者给咨询师带来了情绪上的不舒服，咨询师应该立马觉察，并且能够忍受，同时还需要保护个人的边界、避免社会偏见等，也就是说咨询师是作为一个纯粹的，不带有任何个人情绪色彩的人。

第五个方面，技术上是精通的。既熟悉掌握一般技术如倾听、共情、具体化等，又能熟练运用专项技术如苏格拉底式提问。

第六个方面，对社会系统的理解能力，以及在其中工作的能力。即咨询师需要知道自己不是独立工作的，需要整合、利用好资源（比如督导、同行）能够更好地帮助咨询师成长。

第七个方面，继续教育。咨询师需要有不断学习的能力，要随时对来访者的背景问题怀有好奇心，对于新知识要善于接受，同时能够用不断的研究来支持实践。

以上七个方面就是约翰·麦克里奥德在大量研究的基础上，整合、研究、形成的通用模型七个能力。

第二节　心理咨询师成长静态模型

从发展的观点来看，咨询师的能力模型叫作咨询师的旅程，这是一个较隐喻的意义，咨询师是不断地在旅程中发展自身的能力，那么，这个旅程从哪来？

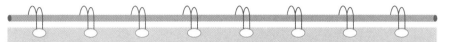

◎第一，源自童年时期形成的角色关系模式和情感需要

◎第二，有成为一名咨询师的决定

◎第三，开始接受培训，积累经验

◎第四，咨询过程中，能够妥善处理实践中的各种挑战和危险

◎第五，在此阶段，不仅把咨询看成是一门科学，还是一门艺术，增加了灵动，会像创作绘画和诗歌一样来面对咨询

图11-1　咨询师的旅程五个阶段

　　第一个阶段，童年时期形成的角色关系模式和情感需要。比如，一个在童年时期一直以照顾者身份存在的人，在将来成为一个咨询师的概率很大，这是和童年经历相关的。

　　第二个阶段，成为咨询师的决定。有的人是先进入了相关的一些领域，然后在这个领域里体会到了被咨询后的兴趣和好感，便逐渐产生了这个决定。

　　第三个阶段，具有培训经验。最初做咨询师的时候，大多数咨询师会觉得自己无所不知，能去帮助别人。事实上，没有哪个咨询师是无所不知的，需要不断地在日常生活中日积月累，多参加相关培训课程，丰富积累自我知识、经验。

　　第四个阶段，咨询师要妥善处理实践中的危险。有的来访者治疗起来会非常困难，这时候就需要加入督导来解决耗竭或一些问题。

　　第五个阶段，咨询师已经有了自身的治疗风格，不再强调理论特性。有时候咨询师就是像一个画家、作曲家，拥有自己的特色和风格。[1]

---

[1]M. R. Goldfried,"A Professional Journey Through Life,"*Journal of Clinical Psychology*,2015,Vol. 71（11）：pp. 1083–1092.

第三节　心理咨询师成长循环模型

在成长过程中，我们看到不同的流派会对咨询师的培训有不同的一些重点（如图11-2）。

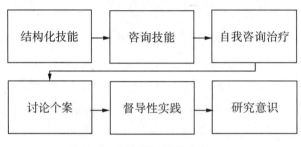

图11-2　咨询师的培训内容

第一个方面，结构化技能。精神分析最早采用的是练习性的分析，到20世纪60年代70年代，亚伦·贝克开始进行结构化技能的训练方法和介绍。现在，更关注督导和个人治疗在培训程序中的作用，以及怎样发挥督导的作用。

第二个方面，咨询技能。咨询技能的培训主要分三种：

一是人力资源发展的模型，人力资源发展模型来自戴维·麦克利兰，即培训里需要重点关注三点：做自我探究；学会理解；开展行动。

二是人际关系过程回忆，比如，可以通过查看咨询师跟来访者之间的互动（可以是真实的案例，也可以是经过演练、排练的案例扮演），去体会咨询师和来访者之间是什么样的情感和情绪。

三是微技能的培训，即在培训过程中打开一个技能的模块。比如关注练习倾听、观察、开放式提问，练习情感和意义的反应，面谈结构化等整合的技能，这是微技能的培训，也属于技能培训方面。

第三个方面，自我咨询治疗。这时候一般是针对个人的治疗体验，或者是与小组之间互相学习。即通过个人学习，记录日记，但是在这个过程里，有个最大的问题，就是能够帮助、批改咨询师的成长日记的人比较少，但是如果作为咨询师个人的学习笔记的话，这也是培训咨询师能力非常好的方式。

第四个方面，讨论个案。专业化的问题一般是对个案的讨论，在讨论过程中，能真切地感受到专业的成长。此外，还会围绕伦理问题、怎么实践等一系列实际问题进行讨论。

第五个方面，督导性的实践。包括一对一、小组督导、同伴督导，当然还有系统的督导网络等。

第六个方面，研究意识。在培训过程中要有研究意识，通过研究来促进咨询的实践，比如在做个案的过程中怎样进行分析，在多个个案分析过程中要怎样做执行访谈或者元分析，做到哪种程度那是最好的等。

咨询师和督导的工作是一个循环模型，是一个不断演绎的过程。咨询师找到督导时，一般情况下，首先，建立关系，建立契约，比如怎么工作，工作的时长，主要督导的内容，帮助解决什么问题等；其次，关注点达成一致，确定要达到的咨询目标；再次，制造一个空间，来访者和咨询师之间互相的工作空间，比如围绕关注的议题，怎么样进行反省、探究、理解，这有助于促进咨询师顿悟（在这个过程中学到的部分可以用到实践中，在督导和实践中建立连接，把学到的知识应用到实践中）；最后，回顾和评估，督导师和咨询师对工作的有效性进行评估，同时进入下一个契约阶段。这就是一个关于咨询师和督导师工作的模型——不断地往上发展的循环模型，这也是一个不断精进的过程，发展视角。①

---

①T. Sternberg, "Love and Hate in Supervision Groups," *Group Analysis*, 1994, Vol. 27 （2）: pp. 149–157.

咨询的两个视角

在咨询方面，从两个角度进一步阐述：咨询的角度和人的角度。人际的能力，心理咨询的实质其实是人与人之间的关系，在这种关系中实现疗愈的过程。实际上，人际能力和人的性格（内向、外向）其实是没有关系的。

评估的能力，即咨询师在咨询过程中对来访者的情况、表现等方面进行评估。从来访者第一次咨询开始到最后一次咨询结束，咨询师时时刻刻都在评估的过程中，来访者的一个眼神、一个表情，突然讲到某一点时露出的一个笑容，或者眼睛突然一亮，又或是鼻子开始泛红……看到这些细节，咨询师应有能预测未来发展的能力，这些都是一种评估的能力。

个案概念化的能力，分为两部分：咨询师理论的学习和理解的程度以及本身具有的归纳概括的能力。有些咨询师体验的能力较强，但是个案概念化，还需要咨询师提升觉察、领悟的能力。

咨询师要有用多元文化的视角看待问题的能力，这是一个重要的品质。当站在不同的视角，看到的事物也是不同的，咨询师要尊重理解他人的生活环境、文化背景。

在本章第一节提到了塔克·菲勒的咨询可以用三个词概括：无知的、好奇的、专注的，还有一个视角——欣赏的。当咨询师带着欣赏的眼光来对待来访者时，就会发现她（他）开始变得不一样了，这就是有行为理论的操作性条件反射。咨询师只需要带着欣赏，什么都不用做，带着理解、共情、提问、欣赏去倾听，其实来访者什么都知道，自己会及时转变自己的情绪。

作为心理咨询师，在选择学习方向时，一定要先以一种流派为主。因为不同的流派带来的视角是不同的，但是有三个流派是咨询师一定要有基本的理解的——精神分析、认知行为治疗和家庭治疗，在这三大流派中一定要选择一个作为基石——因为它们经过了50年甚至100多年不断地研究、淬炼，展现出了不同的视角。有个别咨询师所谓的理论模型整合，都是东拼西凑，哪个有效用哪个，但是缺少一个基本的个案概念化和结构化的整体视角。真正的理论模型的整合是基于咨询师在某一个体系能够熟能生巧后的融会贯通。

笔者总结督导的四个阶段

关于咨询师和督导的工作模型这一块，我结合自己的实际督导经历进行分享（从2007年开始接受督导，到2022年结束督导，共15年时间，根据个人体会，如图11-3，督导分为四个阶段。）

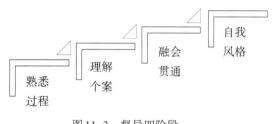

图11-3 督导四阶段

第一个阶段，熟悉过程。在督导带领下，咨询师学习认知行为治疗的知识，这是学习基本的技术阶段。这时需要督导手把手指导和教学，比如苏格拉底式提问到底是在哪个点上进行提问，在哪个点上进行共情，在哪个地方进行概念化，咨询过程当中是什么样子的……这个阶段需要1~3年的时间。

第二个阶段，理解个案。基本的个案概念化的技术相对成熟一点了，大概1—3年后就开始进入到个人概念化和病理模型的阶段，大概又需要2—3年的时间，去系统学习不同心理障碍，如抑郁障碍、焦虑障碍和强迫障碍等的概念化模型。比如如何去理解抑郁：来访者的信息需要通过什么样的方式进行整合，同时，国际上关于抑郁的研究是什么样的，理论模型跟真实的个案的区别是什么，相似之处又是什么？……在这个过程当中会经历很多的讨论，每一个病理模型，每一个个案督导下来，一年也只能督导一两个个案，频率为两周一次，就需要花费两三年的时间了。

第三个阶段，融会贯通。这个阶段里咨询师慢慢熟能生巧，开始富有创造性。4~6年后咨询师跟督导的关系，更像是顾问的关系，双方从不同的视角分享看法，进行讨论。

第四个阶段，是形成咨询师自我风格的阶段。

第四节　如何学习认知行为治疗

首先是学习理论，从整体的角度，对认知行为治疗的架构、要点、理论视角等内容进行学习，在学习的过程当中一定要实践，在实践过程当中还需要进行100小时的督导。督导分以下三种：

其一，自我督导。做咨询时经过来访者的书面同意，对咨询过程进行录音，咨询结束后回放录音，做逐字稿，在这个过程当中可以发现很多不一样的内容，从中得到启发和感受。

其二，同辈督导。组建几人小组，不同的同学呈现出的视角是不同的，在同辈中相互学习，促进共同成长。

其三，上级督导。上级的经历和阅历是非常丰富的，能从更高的角度对咨询师进行提点，帮助咨询师不断成长（咨询师的体会，个案概念化的成长，咨询师和来访者建立专业关系能力的成长，知识的成长等）。

我们经常会提到焦虑，但是焦虑到底是什么样子的？咨询师们可以查阅有关焦虑障碍的研究文献，比如贝克的《焦虑症与恐惧症——一种认知的观点》。咨询师就是需要不断地学习，要有匮乏感，因为有匮乏感才能更加深入地学习。

核心课程推荐

在学认知行为疗法之前，有4门核心课程是需要去学习的："心理咨询伦理""心理病理学""心理咨询理论与技术"以及"心理咨询过程与方法"。关于伦理课，可以直接参加中国心理学会临床心理学注册委员会相关伦理培训及遵守注册系统第二版的《伦理守则》。关于心理咨询理论与技术，推荐阅读由杰拉德·科里（Gerald Corey）著，王建玉老师团队翻译的《心理咨询理论及实践》（第十版）。关于心理咨询的过程与方法，推荐阅读由克拉拉·E.希尔（Clara E. Hill）编著，江光荣老师团队翻译的《助人技术》。

优秀认知行为咨询师的标准

亚伦·贝克在1979年提到，一个好的认知行为咨询师，同样需要具有卡尔·罗杰斯认为的所有咨询师都必须必备的特征——温暖、共情、真诚和对患者无条件的尊重[①]。实际上，认知行为治疗经历了几个阶段的整合，首先，是整合了人本思想，建立良好的专业关系；然后，把认知和行为进行了相互整合；再是整合了正念；现在进入第四浪潮，把脑科学、认知心理学、神经科学的理念、基因的因素、神经递质的生物学因素等方面都整合进去了。一个好的流派，就像是一个人的生命一样，在不断地整合中成长，适应时代的变化，并为时代和社会贡献自己的智慧。

在督导中，初期的重点不是在认知行为理念与技术上，而是在关系的建立，共情方面。有些咨询师共情能力不够，不知道怎么做咨询，为了共情而共情。在国际认知行为治疗学院举行的认证考试中，十一个维度里有一个就是关于共情的，共情对于认知行为治疗是很重要的。0分的水平就是说总是无法理解来访者明确表述的内容，因此一直遗漏要点，缺乏共识技

---

① S. D. Hollon & Aaron T. Beck, *Cognitive Therapy of Depression*. New York：The Guildford Press，1979.

巧。而得到 2 分其实已经是"良好"了，说明咨询师能够理解或重新表述患者明确表述的内容，但总是无法对更深入的交流作出回应，倾听和共情技巧有限。共情能力达到 4 分，就是一个优秀的专业水平了，即咨询师似乎能够理解患者的内心世界，内心世界通过患者明确表述的内容和更深入的交流，反映出来有良好的倾听和共情技巧。最高的水平是 6 分，即咨询师似乎能够透彻地理解患者的事件，并能通过恰当的言语和非言语反应，娴熟地和患者交流，倾听和共情技巧十分出色。

实习咨询师经过大概 1 ~ 3 年的专业系统培训、经历新手咨询师的阶段后，会逐渐达到专业咨询师水平，再经过 6 ~ 10 年专业成长，会成为资深心理咨询师、专家的水平。朱迪斯·贝克（2013 年）提到认知行为咨询师的成长有以下三个阶段[①]：

第一个阶段，学会认知概念化的基本技能，能在初始访谈的基础上评估和收集信息。

第二个阶段，在整合概念化和各种技术的方面更为娴熟。同时强化理解咨询流程的能力，识别关键的目标，更加熟练地扩展技术的应用，选择时机的掌握，对实施的合适的技术方法更熟悉地掌握。

第三个阶段，整合新的数据，把收集到的信息，加入到概念化的过程当中，更加地自动化。

从朱迪斯·贝克的描述来看，作为一个认知行为咨询师，水平的高低不是用技术来衡量，技术只是用了很少的一部分，关键在个案概念化的能力。新手咨询师做初级的概念化，一个基本的了解，一个大概的了解，似乎不太清晰。到了第二个阶段，一个资深的咨询师，有些概念化，就会对咨询策略以及未来怎么做逐渐清晰。到了专家水平，概念化就已经能够融会贯通了，甚至可以根据来访者的笑容，眼神，完善出概念化。认知行为

———————————

① ［美］朱迪斯·贝克：《认知疗法：基础与应用（第 2 版）》，张怡等译，北京：中国轻工业出版社，2013 年。

治疗关键在哪里？个案概念化。

作为亲历成长的认知行为咨询师，朱迪斯·贝克（2013）列出了一个路径——填写自动思维表，监控自己的情绪，识别自己的自动思维，并记录下来，觉察识别阻碍以上步骤进行的自动思维。每天在表上填出三个让自己感到烦躁不安，或采取了不适当行为的典型情绪，然后继续填写认知概念化图表的上半部分，确认自己的图式。[1]

在成长过程中，有两个方面对咨询师来说很重要。第一个方面，咨询师从来访者的角度进行认知行为治疗体验。第二方面，技术的学习，如倾听、共情理解和提问，尤其是苏格拉底式提问技术的学习。挑选一个简单的不复杂的来访者做第一次尝试注意，再到后面获得录音的书面同意书，然后持续阅读更多关于认知行为治疗的书籍和视频等，参考认知行为治疗教师的指南，观摩临床专家做认知行为治疗的会谈，寻找培训和督导的机会，后面您也可以参加各种会议。

第五节　认知行为疗法心理师成长之路

按照国际认知行为疗法学院（A-CBT）认证认知行为疗法师的要求，要成为一个专业的认知行为疗法师，需要满足以下要求（如表11-1）：

---

① ［美］朱迪斯·贝克：《认知疗法：基础与应用（第2版）》，张怡等译，北京：中国轻工业出版社，2013年。

表11-1 认知行为疗法师从业资格标准

阶段	具体要求
第一阶段	●40小时以上的认知行为疗法专业培训； ●10个以上使用认知行为疗法治疗的案例，且要在督导的督导下完成10个案例； ●阅读5本规定的认知行为疗法书； ●至少有一年的时间做认知行为疗法； ●两封同行的推荐信； ●个人简历、执照和相关专业硕士及以上学历
第二阶段	●提交45—55分钟的个案录音或视频，隐去名字后，有2个专家从11个维度进行评审
第三阶段	●提交专业认知行为疗法个案报告，要评分和通过

　　第一个阶段是需要满足相关要求。至少有40小时的认知行为疗法专业培训，培训师要通过国际认证；至少10个使用认知行为疗法治疗的案例，前提是咨询师要在督导的督导下完成10个案例；需要阅读5本规定的认知行为疗法书；至少有一年的时间做认知行为疗法；要有两封同行的推荐信，同行是必须经过该组织认证的咨询师或者培训师（督导师）；个人简历、执照和相关专业硕士及以上学历。

　　第二个阶段要求提交一个45～55分钟的个案录音或视频，然后隐去咨询师个人的名字，有2个专家从11个维度进行评审，这11个维度包括：日程设置、反馈、共情和理解、人际效能、合作、时间节奏把控、启发式引导、聚焦关键的认知和行为、改变策略、认知行为技术的应用、家庭作业。这11个维度的总分必须达到40分以上（考核满分为66分，40分是通过考核的水平），平均算下来，每一个维度需要达到4分左右才可能通过，这很有难度。如果没有国际专业水平督导系统的督导，没有长年的专业成长，是很难达到的。

　　第三个阶段提交专业认知行为疗法个案报告，并需要进行评分和通过。

如果大家想达到认知行为疗法培训师（Certified Trainer Consultant）的水平，要获得认知行为治疗师认证资格5年后才能申请培训师。在这5年里，要从事认知行为疗法及督导工作，参加认知行为疗法督导工作坊至少5小时，接受认证认知行为疗法督导师的督导至少20个小时等。

我曾看到哈佛医学院做了一个研究报告，是对700多人做了一个约75年的随访研究。研究人员调查了哈佛医学院的一部分人和波士顿最贫困地方的一部分人，去看看在这群人中，是什么因素导致了人的美好生活。最后的研究结果很有意思——能够让我们的生活更美好的其实不是财富，也不是名利，而是我们的身心健康，以及温暖和谐的人际关系。[1]

这个研究曾给我很大的触动。认知行为疗法在西方其实是以针对抑郁症、焦虑症、进食障碍、成瘾、药物滥用等其他各种病理性的问题取向来做研究的。

大家学认知行为疗法的第一要务就是让自己过好。让自己这一辈子能够清醒地、深刻地、温暖地活在这个世界上。在这个基础上能够带给别人温暖、指引、陪伴，这是特别重要的。

在中国文化里面其实有很多这方面是关于"知"和"行"之间的关系。大家在学认知行为的时候，不仅要从病理性的角度，还应该从积极的角度去看问题，比如我们可以拥有什么样的价值观，我们拥有什么样的一种关系，我们对生活是怎么界定的等。

包括像马丁·塞利格曼（Martin E. P. Seligman）讲到的持续的幸福，讲到了幸福的1.0到2.0，1.0是三个维度——积极的情绪、投入和意义；2.0是五个维度，在这个基础上再增加了两个维度——更好的人际关系和成就[2]。所以我们如何让自己幸福，就需要从这五个维度来入手。

---

① G. E. Vaillant, *Triumphs of Experience: The Men of The Harvard Grant Study*, Cambridge, Massachusetts: Harvard University Press, 2012.

② M. E. P. Seligman, *Flourish: a Visionary New Understanding of Happiness and Well-being*, New York: Free Press, 2012.

后　记

　　本套丛书能出版，要感谢很多人。首先感谢心理咨询与认知行为治疗的老师们：基斯·多布森（Keith S.Dobson）教授、申荷永教授、黄富强教授、王建平教授、朱建军教授等；感谢我的学生们：季靖博士、胡雯博士、学术秘书徐木子、曹琦棵、刘莹、刘诗雨、易珂珮、万宇彤等；感谢家人的陪伴与支持，尤其是两位小朋友——杨诗菡和杨诗洋，她们为我的生活带来了无限美好。需要感谢的人还有很多，在此不一一详述。